Spiritualität der Sterbebegleitung

Wege und Erfahrungen

Herausgegeben
von Lis Bickel und Daniela Tausch-Flammer

Herder
Freiburg · Basel · Wien

Textverarbeitung: G. Scheydecker, Freiburg im Breisgau
Druck und Einband: Freiburger Graphische Betriebe 1997
Gedruckt auf umweltfreundlichem, chlorfrei gebleichtem Papier
ISBN 3-451-26280-0

Inhalt

1. Zum Geleit

Die großen Geheimnisse sind
keine Rätsel, für die es eine
bestimmte Lösung gibt.
Um in sie einzudringen,
muß man sich von ihnen
verwandeln lassen.
Michael Ende

In Dankbarkeit möchten wir einen Teil des großen Reichtums, den wir in den letzten zehn Jahren in der Arbeit mit sterbenden Menschen selber bekamen, an Sie weitergeben. Wir haben für uns das Gefühl, in der Auseinandersetzung mit Sterben und Tod eine Fülle von Impulsen und Anregungen zur Entwicklung bekommen zu haben.

Eine Quelle der Impulse waren die vielen Vorträge ganz unterschiedlicher Richtung, die innerhalb des Stuttgarter Hospiz-Dienstes gehalten wurden. Wir haben aus dieser Vielzahl von Vorträgen diejenigen, die die Frage nach der Spiritualität in der Sterbebegleitung am deutlichsten berührten, ausgewählt.

An dieser Stelle möchten wir den Referenten für ihre Arbeit und ihre Bereitschaft, ihre Gedanken auch einer breiteren Leserschaft zukommen zu lassen, danken. Großzügig haben sie alle auf ihr Honorar für diese Veröffentlichung verzichtet, damit der Erlös des Buches ganz dem Stuttgarter Hospiz-Dienst zugute kommt. Auch dafür möchten wir von ganzem Herzen danken.

Im Laufe der Entwicklung der Hospizarbeit erkannten wir immer mehr, daß die Quellen zu einem vertieften Verständnis dieser Arbeit und der Selbstentwicklung aus dem Bereich der Spiritualität kommen, auch wenn sie sich in ihrer äußeren Erscheinungsform in ganz unterschiedlichen Wissensgebieten zeigen. Vielleicht standen am Anfang der Hospizbewegung notwendigerweise mehr Fragen des äußeren Aufbaus im Vordergrund. Unsere Erfahrung ist es aber, daß ganz besonders auch die inneren Werte und Auseinandersetzungen gepflegt und integriert werden müssen.

Wir hoffen, daß dabei das Buch den Menschen, die sich diesem Thema öffnen, fruchtbare Anstöße geben kann.

Stuttgart, im Januar 1997

Lis Bickel und
Daniela Tausch-Flammer

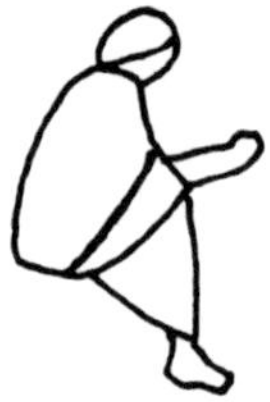

Gegenwärtig wenden sich viele Menschen sowohl dem Thema Sterben und Tod als auch der Begleitung sterbender Menschen zu. Daraus hat sich die Hospizbewegung im engeren und weiteren Sinne gebildet. Menschen begannen nach den Grundlagen und Werten von Leben, Sterben und Tod vertieft zu fragen. Diese Fragen beschäftigen sich damit, aus welcher inneren Haltung heraus wir jemandem in seinem Sterben begleiten. Wir erkannten, daß hiermit letztlich spirituelle Grundlagen angesprochen waren.

2. **Woher wir kamen und was wir fanden** Von den seelischen und spirituellen Grundlagen der Hospizbewegung

Alles Wohltun ist Wiedertun
(Rainer Maria Rilke, Gedichte Band III)

Das Wohltun, das Dienen, der Dienst am leidenden Mitmenschen stand von Anfang an im Mittelpunkt der Hospizbewegung.

Besonders am Anfang dieser Bewegung kam die Motivation der Menschen, die sich der Hospizarbeit zuwandten, aus einem natürlichen spirituellen Impuls. Menschen spüren die Not anderer und reagieren darauf. So war und ist es auch heute noch bei den meisten ein natürliches Bedürfnis, Gutes zu tun, zu geben, zu helfen und auch zu dienen. Aus der Dankbarkeit über das eigene Wohlergehen entsteht das Bedürfnis, weitergeben zu wollen. Sicherlich verbergen sich in uns „Helfern" immer auch egoistische Motive, aber ebenso existieren in uns selbstlose und mitempfindende Motive.

Hinter dem Wunsch, sich dieser Tätigkeit als Freiwillige

Begleiterin[1] zuzuwenden, stand für viele auch die Ahnung oder das Wissen, daß sie auf diesem Weg des Dienens sehr viel lernen und erfahren können, was ihre eigene Person erweitert und formt. Manche von ihnen kommen mit ganz bestimmten religiösen oder spirituellen Fragen – sie sind auf der „Suche". Es sind Fragen nach der Wahrheit, es sind die uralten Menschheitsfragen: Woher kommen wir und wohin gehen wir? Was ist der Mensch, die Seele, das Leben? Gibt es ein Weiterleben nach dem Tod? Können wir vom Diesseits aus schon etwas vom Jenseits erahnen oder erkennen?

In den vergangenen zehn Jahren der Hospizbewegung war es immer wieder unser Anliegen, daß dieser Aspekt der persönlichen und spirituellen Suche, der Wunsch, durch die Sterbebegleitung zu wachsen und zu lernen als wichtig und wertvoll angesehen und nicht durch organisatorische oder institutionelle Belange eingeengt wurde oder sich gar verlor.

Unter Spiritualität verstehen wir in diesem Zusammenhang, daß es Menschen möglich wird, mit geistigen und transzendenten Erfahrungen, Fragen und Dimensionen in Berührung zu kommen.

Diese Fragen nach der Wahrheit, der Wirklichkeit und dem Sinn stellen Sterbende wie auch ihre Begleiterinnen. Beide spüren, daß diese Fragen sie ganz unmittelbar bewegen und die letzten und wichtigsten Fragen der menschlichen Existenz sind. Für den, der sich vom irdischen Leben verabschiedet, bedeutet dieses Fragen sehr oft, daß er über die Wahrheit seines Lebens nachdenkt und danach fragt. Er betrachtet sein Leben, blickt zurück, spricht aus, bekennt auch manchmal Versagen und Schuld. Die Begleitende kann in diesen Gesprächen dem Sterbenden behutsam zuhören. Sie taucht in die Wahrheit des anderen ein und kommt dadurch auch mit ihrer eigenen Wahrheit in Berührung.

---

[1] Wir verwenden in diesem Artikel die weibliche Form, da immer noch mehr Freiwillige Frauen sind.

Oftmals kommen wir als Begleiterin bei dem Suchen des Sterbenden nach der Wahrheit und Wirklichkeit in seinem Leben auch mit der Wahrheit unseres Leben in Berührung. Viele von uns haben erlebt, daß sie sich im Laufe der Jahre dadurch wesentlich verändert haben.

In dieser Begegnung mit der sonst oft verborgenen Wahrheit liegt ein Stück Gotteserfahrung.

Manchmal machen sich solche Erlebnisse an ganz banalen Ereignissen fest. Einmal sollte eine Begleiterin für eine im Sterben liegende Frau eine bestimmte Suppe kochen. Sie wußte jedoch nicht, wie sie diese zubereiten sollte, weil sie im Kochen sehr ungeübt war. Die Begleiterin ging zu der Sterbenden und bekannte, sie könne das gar nicht. Beide lachten nach diesem Bekenntnis. Später erzählte die Freiwillige Begleiterin: „Ich glaube, ich habe noch nie in meinem Leben so klar und unumwunden gesagt: ‚Das kann ich nicht.' Ich habe gespürt, wie einfach und befreiend es ist, die Wahrheit zu sagen."

Es geht ja auch dem Sterbenden so, daß er sich nicht mehr „toll" geben oder darstellen kann, und das bringt auch uns dazu, uns einfacher und natürlicher in unseren Schwächen und Begrenzungen zu zeigen. Der sterbende Mensch kann vieles nicht mehr, und es verbindet uns dann auf eine gute und tiefe Weise, wenn auch wir bekennen, was wir nicht können.

Wenn wir die Spiritualität, der wir in der Hospizarbeit begegnen, genauer betrachten, stellen wir fest, daß wir sie häufig schon allein in der Unmittelbarkeit und Echtheit der Begegnung und Berührung mit einem sterbenden Menschen erleben. Das wird zum Beispiel daran deutlich, daß uns die Gesichter, die Schicksale und auch die miteinander gemachten Erfahrungen auch noch nach mehreren Jahren ganz lebendig in Erinnerung sind. Diese Erinnerungen sind von einer unverwechselbaren Qualität. Diese besondere Qualität der Erinnerungen hat ihre Wurzeln in einem erhöhten Bewußtsein während der Stunden, Tage oder Wochen, die wir miteinander erlebten.

Das führt dann dazu, daß auch wir als Begleiterinnen in unserem Sein, in unserem Empfinden und Handeln echter werden und unsere Motive aufrichtiger durchschauen. Diese Veränderungen sind ja spirituelle Veränderungen, denn der Grund, der uns bewegt, uns zu verändern, kommt nicht aus unserer „weltlichen, eitlen, ehrgeizigen und gefallsüchtigen Persona", sondern aus diesem Bemühen um Echtheit und Wahrhaftigkeit. Man könnte es auch so sagen: Mit einem Menschen, der sich auf das Sterben vorbereitet, entsteht der Raum zum Wesentlichen, der Raum, in dem wir wir selbst werden.

Viele Erfahrungen, die wir im Leben machen, verblassen wieder, aber diese aus der gelebten Spiritualität gemachten Verwandlungen bleiben uns. Wir fühlen dann ganz deutlich, daß wir gewachsen sind, uns geweitet haben.

Die große Vielfalt unterschiedlichster Menschen, die wir begleiten, denen wir sonst im Alltag nicht begegnen würden, und die Vielfalt der Aufgabenstellungen sind immer wieder eine beglückende und manchmal auch eine nicht einfache Herausforderung. Wir lernen, an dieser Vielfalt unsere eigenen Begrenzungen und Engen zu weiten. Andererseits erleben wir ebenso beglückend immer wieder dieses allen Gemeinsame, das tiefste Menschliche, in dem wir uns am Ende doch so nah, ähnlich und verbunden sind. Auch in diesem verbindenden Urgrund, der alle oberflächlichen Unterschiede der Bildung oder des Standes fortnimmt, begegnen wir dem Spirituellen, dem Grund, von dem wir kommen und zu dem wir gehen.

Die Tiefe solcher Erfahrungen und der Wunsch, sie immer wieder zu erleben, hält die meisten in dieser Arbeit. Für sie wird dieser freiwillige Dienst zu einem Weg, man könnte auch sagen zu einem Schulungsweg.

Wenn wir *diese Arbeit in der Sterbebegleitung als Schulungsweg* ansehen können, sieht das im Erleben häufig so aus:

Ich gehe ganz offen zu einem Sterbenden hin. Ich weiß vorher nicht, was kommen wird. Ich weiß nicht, was wir reden werden und was von mir gefordert wird. Ich muß Abschied von meinen Vorstellungen und meinen Vorurteilen nehmen, muß es aufgeben, mich selbst als die „wissende Helferin" zu sehen. Ich weiß nicht schon vorher, was richtig und was falsch sein wird. Ich weiß, daß ich mich letztlich nur in Offenheit und Vertrauen auf das Unbekannte einlassen kann. Oft erlebe ich, daß der andere, dem ich so unwissend begegne, mir etwas von mir selbst spiegelt, mit dem ich Mühe habe oder das ich ablehne oder das in mir noch unentdeckt ist. All das wird zum Schulungsweg, der nicht unser „Können" und „Haben" herausfordert, sondern unser authentisches Sein braucht.

Das, was uns hilft und leitet, sind die Fähigkeiten der Achtsamkeit und der Selbstwahrnehmung und nicht zuletzt eine liebende gütige Zuwendung zum anderen. Diese Fähigkeiten können wir in der Begleitung immer wieder üben und pflegen. Letztlich werden sie uns dann vielleicht zu einer spirituellen Lebenshaltung, die wir nicht nur in der Nähe von Sterbenden praktizieren.

Eine besondere sprirituelle Einstellung ist die, *daß ich mich als Begleitende bewußt zurücknehme,* das heißt meine Person und meine Meinungen in den Hintergrund stelle und mich selbst zum nützlichen Werkzeug für den anderen mache. Andererseits muß ich eine sehr bewußte Wahrnehmung meiner selbst haben, um mit meinen eigenen Ängsten, Schwächen und Prägungen verantwortungsvoll umzugehen. Beides setzt ein hohes Maß an Bewußtheit voraus, braucht das Vermögen, sich selbst gleichzeitig nah und distanziert zu beobachten.

Es fordert Mut und innere Kraft, ohne festes Konzept in eine solche Situation und in die Begegnung mit einem fremden Menschen zu gehen. Es sind ja zumeist unsere Konzepte, die uns Halt und Orientierung geben, aber wir sind auf diesem Gebiet alle Lernende, für Neues offen.

Wir sind immer wieder herausgefordert, dem Urgrund in uns zu vertrauen, zu hoffen, daß er uns lehrt und leitet, das Richtige zu tun. Manchmal erleben wir aber auch, daß wir nicht das Richtige taten, daß wir etwas schuldig blieben oder erst später die Zusammenhänge anders sehen können. Da gilt es dann, dieses Versäumen mit Verstehen und Liebe anzunehmen und uns selber zu vergeben.

In all diesen Erfahrungen und Prozessen *ist die Gruppe, zu der jede Freiwillige gehört,* eine ganz wichtige Instanz. Hier können wir uns zeigen, so wie wir sind, können Erlebnisse austauschen, Rat und Unterstützung holen und Fehler eingestehen.

Diese Gruppen müssen aus unserem Verständnis heraus sehr offene, das heißt nichtwertende und persönlich nahe Gruppen sein. Nur in einer solchen vertrauensvollen und anteilnehmenden Atmosphäre wagen die Freiwilligen Begleiterinnen und Begleiter sich so zu zeigen, wie sie sind, können echt und persönlich sein. In der Gruppe mit anderen Sterbebegleiterinnen lernen sie die echte und warmherzige Begegnung. Und gerade diese Echtheit der Person ist in der Begegnung mit dem Sterbenden so wichtig. Der Sterbende spürt ja ganz unmittelbar, ob wir als „Helfer" oder als „Person" kommen. Nur als Person können wir in die Nähe kommen, und nur in dieser menschlichen Weise wird es uns möglich, die Gefühle offen miteinander zu teilen. In dem eigenen „Offensein" kann ich dem anderen Gefäß werden, in das er vertrauensvoll seine Erfahrungen und Gefühle legen kann.

Der andere Teil des Schulungsweges liegt in der Begegnung mit Krankheit, Sterben und Tod. Und auch diesem Bereich können wir nur in Offenheit und mit der Anerkennung unserer Grenzen begegnen. Wir als Begleiterinnen haben vielleicht schon viel über Sterben und Tod gelesen, aber wir stellen nun fest, daß all das Gelesene und Gewußte im Angesicht der numinosen Macht des Todes ganz und gar unwichtig wird. Wir stellen vielleicht nur fest, daß wir mit dem Geschehen in ein großes Staunen mit hineingenommen werden, ein Staunen, das sich manchmal auch auf den Gesichtern der Toten spiegelt.

Der Wandel unserer Ideale und Illusionen

Unsere anfänglichen Vorstellungen einer spirituellen Sterbebegleitung waren vielfach ganz anders, als wir es später in der Wirklichkeit erlebten. Sie waren zu wenig von der Realität dieser Welt und der des sterbenden Menschen her gesehen. Oft haben sich diese Erlebnisse erst einmal als Enttäuschungen und Frustrationen dargestellt. Vieles stimmte mit den vorgestellten Idealen nicht überein. Es gab äußere Grenzen, die ihr Recht forderten, und es gab menschliche Begrenzungen, denen wir in uns selbst und in dem anderen begegneten. Im Aufeinanderprallen unserer Vorstellungen mit der Wirklichkeit begann ein gesunder Prozeß: Unsere Bilder von einer spirituellen Begleitung veränderten sich, wurden weiter und auch realistischer.

Was zu diesem Thema auch gehört und uns in den vergangenen zehn Jahren ganz besonders deutlich wurde, ist *die Wirklichkeit des körperlichen und seelischen Leidens*. Die Leiden und die Gebrechen in der Zeit des Sterbens sind manchmal grausam und schwierig mitzuerleben. Manche sterbende Menschen gehen in ihrem Leiden durch eine Hölle. Wir sind immer mehr an diese realistische Wahrheit gestoßen und mußten sie anerkennen. Zu dieser Wahrheit gehört auch die Einsicht, daß nicht jeder friedlich stirbt, und die schmerzliche Erkenntnis, daß wir als Begleiterin oft sehr begrenzt sind in unserem Vermögen, hilfreich zu sein. Wir stoßen an unsere eigenen Schwächen und Grenzen und erleben, daß wir manchmal einfach nicht helfen können. Diese Wahrheitserfahrungen waren nicht leicht für uns, aber sie haben uns auch bescheidener und demütiger gemacht. Zu Beginn der Hospizbewegung waren wir der idealistischen Überzeugung, daß wir das Geschehen „durch Gespräche, durch Zuwendung und Liebe schon hinkriegen", daß jeder seine inneren Ängste und Spannungen durch Zuwendung und Anteilnahme lösen könnte. Aber viele sterbende Menschen haben in den letzten Tagen gar nicht mehr die Kraft zu einem Gespräch, können oder wollen gar nicht soviel Zuwendung und Nähe, sondern wollen für sich bleiben. So haben wir gelernt, daß die Achtung vor dem Schicksal des anderen, gerade auch wenn es sehr schwer ist, wichtig und notwendig ist. Es ist *sein* Wesen und *sein* Schicksal, es ist das, was zu ihm gehört. Ich sehe dann, daß ich dem anderen nicht einfach mit meiner Positivität oder meinem Idealismus begegnen kann, sondern ich folge ihm ganz bescheiden auf *seinem* Weg, so wie *er* es will, auch wenn ich den Sinn seines Weges oft nicht erkennen kann. Heute wissen wir, daß es manchmal (‚nur') darum geht, das Leiden mit auszuhalten, nicht davonzulaufen, sondern durch unsere Anwesenheit mitzutragen.

Das heißt für uns heute, daß ein Teil der Begleitung eines sterbenden Menschen einfach darin liegt, mitzudulden und mitzuempfinden, ihn und auch unsere Hilflosigkeit und Ohnmacht auszuhalten. Wir begleiten den anderen durch unser *Mitempfinden*, aber wir haben auch gelernt, daß unser *Mitleiden* mit dem anderen weder für ihn noch für uns hilfreich ist. Auch in dieser Dimension des Begleitens müssen wir immer wieder neu lernen, daß es gut ist, unsere eigenen Gefühle wahrzunehmen und uns in dieser Echtheit mit dem anderen verbunden zu fühlen.

In diesen Jahren haben wir erfahren, *daß wir eigentlich nichts über das individuelle Sterben wissen,* also nicht mehr wissen als der sterbende Mensch, sondern eher weniger.

Wir haben immer wieder erlebt, daß wir vor dem Mysterium des Todes standen und empfanden: Hier geschieht etwas Großartiges, das für uns aber im Dunkel seiner selbst verborgen ist. Manchmal stand das Schwere und Dunkle so im Vordergrund, daß religiöse und spirituelle Fragen sich uns in großer Dringlichkeit stellten. Da waren Fragen nach dem Sinn des Leidens. Warum scheint es für manche Menschen keine Lösungen ihrer Verstrickungen zu geben? Die schwierige Frage nach dem Recht auf Selbsttötung, aber auch nach dem Recht auf Selbsterhaltung kam auf. An manchen sterbenden Menschen konnten wir erleben, daß vor ihrem unmittelbaren Übergang vieles von diesem Ungelösten, Schmerzhaften und Dunklen noch heraus mußte. Es erschien so, als sei der Tod ein Nadelöhr, durch das all dieser Lebensballast nicht hindurchgeht.

Eine ganz wichtige Erfahrung und am Anfang auch eine enttäuschende Erfahrung war, *daß es einen wesentlichen Unterschied zwischen den hauptamtlich Tätigen und den Freiwilligen Begleiterinnen gibt.*

Bei den Freiwilligen Begleiterinnen besteht eine ganz andere Bereitschaft, sich einzulassen, sich mit sich und den Erfahrungen in der Begleitung auseinanderzusetzen, sich persönlich zu „schulen" und zu verändern. Die Freiwilligen können dies, da sie ja in einer begrenzten Stundenzahl „arbeiten", ihr Einsatz unregelmäßig ist, und sie haben die Freiheit, jederzeit bei einer Anfrage für eine Begleitung „nein" zu sagen. Sie stehen nicht in einem Dienstverhältnis mit festgelegten Pflichten und Rechten. Sie sind getragen in einer Gruppe von Freiwilligen Begleiterinnen und Begleitern. Sie erleben die Bereicherung und das Wachstum durch eine gute Gemeinschaft. Der Einsatz der Freiwilligen Begleiterinnen ist daher ein ganz besonders wichtiges Element in der Hospizarbeit. Sie bringen sehr oft eine ganz andere Art, manchmal andere Sichtweisen und neue Ideen in den sonst routinemäßigen Ablauf. Das ist nicht immer leicht, aber eine kreative Herausforderung für die Hauptamtlichen.

Die Hauptamtlichen dagegen stehen in einem Dienstverhältnis. Sie gehen ihrer alltäglichen Arbeit nach, die sie acht Stunden am Tag oder zehn Stunden in der Nacht, manchmal fünf oder sieben Tage hintereinander tun müssen. Die Intensität der Belastung ist für sie viel größer. Und wie in jedem Arbeitsverhältnis gibt es Ängste, Spannungen, Konkurrenzgefühle und Abwehrmechanismen. Im Laufe der Jahre sind wir sensibler für ihre Belastungen und Ängste geworden. Und auch viele hauptamtliche Mitarbeiterinnen haben die Arbeit im Hospiz sicherlich mit Illusionen begonnen: „Im stationären Hospiz wird die Arbeit leichter sein – da dürfen die Patienten sterben, und man macht nicht noch alles mögliche, um ihr Leiden zu verlängern." Oder: „Da habe ich für jeden Patienten sehr viel mehr Zeit und kann Gespräche führen." Auch ihre Vorstellungen mußten sich an der Wirklichkeit ändern: Die Arbeit ist auf einer ganz anderen Ebene belastend, weil ich als Mensch gefordert bin und immer wieder Abschied nehmen muß. Oder sie können eben nicht die Gespräche mit den Patienten führen, weil es den Patienten zu schlecht geht. Was alle aber durch die Arbeit trägt, ist dennoch eine große Befriedigung in der Arbeit: „Endlich kann ich das leben, was ich damals in der Ausbildung gelernt habe und warum ich Krankenschwester geworden bin."

Wir glauben, daß sich die Hospizbewegung in den letzten Jahren immer mehr von ihren etwas überhöhten Idealen zu einem von spirituellen Bestrebungen durchzogenen Realismus entwickelt hat. Unsere idealen Vorstellungen waren stellenweise falsch und mußten manchmal schmerzhaft durch die Wirklichkeit ersetzt werden. Wir erkannten: Etwas ist nicht erst gut, wenn es ideal ist, sondern wenn es wahr ist. Es geht vielmehr darum, immer mehr die Wirklichkeit zu erkennen und anzuerkennen und sie mit Sensibilität, Aufrichtigkeit und liebender Hingabe zu handhaben.

Aber wir haben auch manche Hoffnung in unserem Inneren behalten, auch wenn wir wissen, daß sie sich einstweilen so nicht erfüllen wird. Aber diese Hoffnungen und Wünsche wirken in uns weiter, geben uns Kraft, verändern uns selbst und damit vielleicht irgendwann auch die Wirklichkeit.

Im Laufe der zehn Jahre haben wir immer mehr gesehen, daß all diese Wünsche und Hoffnungen sich auf keinen Fall schnell verwirklichen lassen. Viele Ideen brauchen ein verändertes Bewußtsein von einzelnen Menschen und damit ein verändertes Bewußtsein der Gesellschaft, das sich nur nach und nach bildet. Durch Vorträge, Reportagen, Fernsehaufzeichnungen und Buchveröffentlichungen kamen viele Erfahrungen, Berichte und Erkenntnisse zu einem breiten Teil der Bevölkerung und haben dadurch Veränderungen bewirkt. Die Tabuisierung von Sterben und Tod konnte ein wenig aufgehoben werden, und immer wieder ist die Hospizbewegung bemüht, Mut zur offenen Auseinandersetzung mit diesen Themen zu machen.

Die vielleicht wesentlichste Erneuerung und Befruchtung geht aber von den sterbenden Menschen selber aus. Dadurch, daß viele von ihnen bereit sind, über sich und ihre Erfahrungen zu sprechen, erfahren wir immer mehr von diesem Zwischenreich des Sterbens. Wir bekommen immer mehr Ahnungen und manchmal auch Einsichten, die uns Wegweiser in unsere spirituelle Heimat sein können. Wir sind gut beraten, wenn wir die Sterbenden zu unseren Lehrmeistern werden lassen.

Aussicht

Ein großer Wunsch für die Zukunft ist es, daß die Hospizbewegung sich weiterhin als lernende Bewegung versteht und nicht zu sehr als feste Institution. Wir sollten uns nicht verführen lassen, nun „Wissende" und „Könnende" zu sein.

Die Begleitung sterbender Menschen ist eine anspruchsvolle Aufgabe, die den ganzen Menschen meint. Die aufkommende Tendenz, schnelle und möglichst kostengünstige „Ausbildungsverfahren" zu schaffen, mit denen möglichst viele Freiwillige Begleiterinnen überall rasch zum Einsatz kommen, halten wir für falsch und für den Geist der Hospizbewegung gefährlich. Wir haben es hier mit einem Organismus zu tun, der langsam wachsen sollte. Die Sterbebegleitung kann und darf nicht zu einem „tollen, neuen, anerkennungsreichen Ehrenamt" werden.

Eine andere Gefahr liegt in dem Gefühl der Machbarkeit und der Illusion von Effizienz durch perfekte Organisation und Management. Daher wünschen wir der Hospizbewegung, daß sie ihrem eigenen Ringen treu bleibt, die unbequemen Wege nicht scheut und sich immer wieder neuen Einsichten und Herausforderungen stellt. Wir wünschen ihr, daß sie in ihrer Haltung und ihrem Tun offen und dienend für den sterbenden Menschen bleibt. Vielleicht eine Illusion, ein weiteres Ideal in einer Zeit, in der es um Qualitätsstandards, Kostenrechnungen usw geht. Aber die Hoffnung gibt uns vielleicht die Kraft, unserer inneren Haltung treu zu bleiben.

Wir hoffen sehr, daß es dieser Bewegung erspart bleibt, für die Politik und Geldgeber „Vorzeigeprojekte" zu schaffen. Die inneren Entscheidungen sollten unbedingt von institutionellen oder geldgeberischen Interessen frei bleiben können.

Wir hoffen, daß dieser Bewegung ein stets wachsendes Verständis entgegenkommt, daß sie sich weiterhin frei entwickeln kann und daß die Formen und Standards sie nicht einengen und begrenzen, sondern ihr lediglich einen hilfreichen Rahmen geben. Es wäre schön, wenn die Gesellschaft verstünde, daß in der Hospizbewegung ein schöpferisches und sinnstiftendes Potential liegt, das eben dieser Gesamtgesellschaft zugute kommt. In der Hospizbewegung ereignet sich eine zukunftsfördernde Form der Gemeindearbeit. Menschen verwirklichen miteinander eine christliche, religiöse und spirituelle Arbeit im Dienst am Nächsten.

Lis Bickel und Daniela Tausch-Flammer

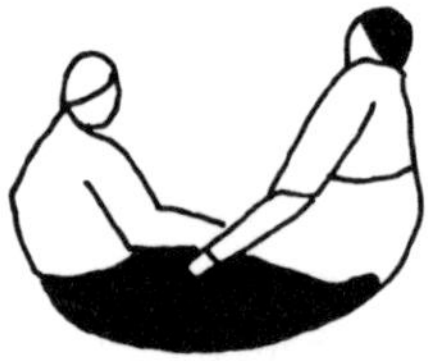

Mit den Fragen nach dem Tod betreten wir den Boden der Religionen, die in alten und neuen Traditionen versuchen, Antworten und Hilfen zu geben. Immer schon, auch im Leben, ist der Tod anwesend, und ebenso können wir Spuren und Ahnungen bis in das „Nachtodliche" hinein finden.

3. Das schauerlichste Übel? Der Tod als Symbol in unserem Leben

I. Tod und Sprache

Können wir über den Tod sprechen, wo er uns sprachlos macht?

Selbstverständlich treibt uns der Tod zu philosophischem Reden. Carl Friedrich von Weizsäcker sagt: „Das Ich und der Tod sind Geschwister."

Erst die denkende Konfrontation mit möglichem Sterben, mit anwesendem Tod weckt in uns die Bewußtheit des Ichs.

Heidegger sagt: „Sofern der Mensch **ist**, steht er in der Ausweglosigkeit des Todes." Heidegger redet vom Sein alles Seienden. *Dasein* erfährt aber nur der Mensch, weil er sein Sein als ein Sein zum Tode wahrnimmt.

Goethe behauptet, der Tod sei ein „Kunstgriff" der Natur, „mehr Leben zu haben". Wir bedenken die Doppeldeutigkeit dieses Satzes.

Das höhere organische Leben muß Tod produzieren, um über das Sterben mehr Leben zu ermöglichen. Über die Bedrohung Tod findet das Leben bewußter, dichter zu sich selbst.

Der Tod ist Ursprung aller Philosophie, meint Aristoteles. Sie beginnt mit dem fragenden, kopfschüttelnden Staunen, in dem das Ich erst angesichts des Todes seiner selbst bewußt wird.

Plato meinte: Durch die Erfahrung individuellen Sterbens wird der Mensch in Gang gesetzt, über sich selbst hinauszudenken als Wesen Mensch, sich selbst zur Idee Mensch zu transzendieren.

Ein imposanter Kreislauf: Der Tod setzt Bewußtsein in Gang. Diese Bewußtheit denkt über den Tod hinaus. Der Tod als Provokateur zum Gedanken des ewigen Lebens; bei Platon zum Gedanken, daß alles, was ist, nur Verkörperung einer ewigen Idee ist. Das gelebte Leben wird dann zum „Grab" der ewigen Seele.

Das zieht sich durch bis Hegel. Er sagt, im Tod wohnt die „Energie des Denkens". Gerade in seiner „ungeheuren Macht des Negativen" fordere er uns zur „größten Kraft" heraus.

Der Mensch läuft Gefahr, besinnungslos, alles wie selbstverständlich kennend am Leben vorbeizuleben. Er sagt weiter: „Nicht das Leben, das sich vor dem Tode schützt und von der Verwüstung rein bewahrt, sondern das ihn erträgt und in ihm sich erhält, ist das Leben des Geistes."

Gemeint ist: Gerade das Leben, das in der Auseinandersetzung mit dem Tod bleibt, mehr noch, den Tod in sich erfährt, ist Leben in der Tiefe. Leben ist gerade im Aushalten des Vergehens werdendes Leben.

„Der Tod als Symbol in unserem Leben ..." Heißt das: Der Tod ist Symbol unseres Lebens, weil menschliches Leben gerade in seiner Offenheit, in seiner Abgründigkeit, in der Erfahrung des Vergehens zu sich selbst kommt? Unser Leben ist etwas, in dem wir immer auch sterben.

Hier begegnen sich wieder naturwissenschaftliches und philosophisch-theologisches Denken.

Wann beginnt eigentlich menschliches Leben?

Mit der Zeugung? Irgendwann im embryonalen Zustand? Ab der Überlebensfähigkeit im Brutkasten oder schon in einer vorgeburtlichen Seele? Im ewigen Gewolltsein dieses Menschen?

Wann endet menschliches Leben? In der Bewußtlosigkeit? Im Herztod? Im Hirntod? Im Erlöschen aller Energien? Im Körperzerfall? Erst am Ende aller psychischen Prozesse? Im Erlöschen jeder Erinnerung an einen Menschen? Gibt es ein ewiges Um-sich-selber-Wissen des Menschen?

Die Überschrift über diesen Abschnitt lautete „Tod und Sprache".

Ich fragte: „Können wir über den Tod sprechen, wo er uns sprachlos macht?"

Vielleicht spüren Sie auch ein Unbehagen und die Frage, ob wir in dieser Weise philosophisch überhaupt wirklich vom Tod sprechen. Können wir – nur denkend – vom Tod reden?

Ist Epikur nicht viel ehrlicher, wenn er sagt: „Das schauerlichste Übel, der Tod, geht uns nichts an. Denn, solange wir sind, ist der Tod nicht da; und wenn er da ist, sind wir nicht da? (Epikur 341–271 v. Chr.)

Reden wir vom Tode angemessen, wenn wir unsere psychisch-emotionale Seite weglassen und uns in rational-argumentierender Sprache ausdrücken?

Tränen, Schmerz, Wut, Schuld und Trauer gehören zur Erfahrung von Tod und Leben. Es tut uns weh und macht Angst, daß wir unser Leben letztlich nicht zu Ende denken und definieren können.

Die in der heutigen Popularpsychologie gescholtene Verdrängung des Todes ist menschlich verständlich und *streckenweise* auch notwendig.

Wenn diese Wunde der Offenheit vom Anfang her und über es hinausgehend zu unserem Leben gehört, ja kennzeichnendes Symbol für menschliches Leben ist, dann kommen wir Menschen zu vertiefter Wirklichkeit unseres Lebens, indem wir unsere Verletztheit, unser Uns-selbst-nicht-vollenden-Können eingestehen.

Halten wir dieses Leben, das im Tod sein Symbol hat, aus?

Wir Menschen können unser Leben letztlich nicht vollenden und seinen Wert nicht von außen beurteilend abschließen. Wir stehen nicht über unserem Leben. Leben kann nur erfahren werden, indem wir es leben und erleiden.

In der Kunst, in der Religion und in der Psychologie weiß man etwas davon, daß dort, wo das Leben in seine höchste Verdichtung kommt, nämlich in der Liebe, zugleich Ich-Hingabe, Leiden, Sich-Versenken erfahren werden.

Ich schließe diesen Abschnitt mit einem Wort von Friedrich Hölderlin: „Mein ganzes Wesen verstummt und lauscht, wenn die zarte Welle der Luft mir um die Brust spielt. Verloren ins weite Blau, blick' ich hinauf an den Äther und hinein ins heilige Meer, und mir ist, als öffnete ein verwandter Geist mir die Arme, als löste der Schmerz der Einsamkeit sich auf in das Leben der Gottheit."

II. Der Tod als Symbol

Ist der Tod selbst überhaupt ein Symbol?

Das Wort Symbol kommt vom griechischen „symballein", d.h. zusammenfallen. Symbole sind Zeichen, in denen das äußerlich Dargestellte mit einer existentiell-geistlichen Bedeutung zusammenfällt.

Das Muttersymbol z.B. meint nicht nur die Darstellung einer mütterlich wirkenden Frau, sondern das Symbolbild wirkt in mir, weil es Mütterliches in mir oder Muttersehnsucht in mir belebt. Das im Symbolbild Dargestellte wirkt von sich aus als Symbol, weil es in meinem Unbewußten bereits vorhandene Saiten zum Schwingen bringt.

Das im Symbol Dargestellte muß in unseren Tiefenschichten schon anwesend sein. Deshalb löst das Symbol einen Dialog in mir zwischen Fühlen und Denken, Innerem und Äußerem, materieller Erfahrung und Geist aus. Im Symbol begegnet mir die Tiefenschichtigkeit des eigenen Lebens.

Sigmund Freud meinte, Todesangst sei für die Psychoanalyse ein „schwieriges Problem", da der Tod als „abstrakter Begriff von negativem Inhalt" keine unbewußte Entsprechung in uns besitze. Das würde heißen: Weil der Tod denkend und nachfühlend letztlich nicht erfahrbar ist, kann er kein inhaltliches Symbol sein, höchstens als schwarze Fläche. Aber auch das Nichts ist symbolisch nicht darstellbar.

Logisch ist das richtig.

Wir haben jedoch entdeckt, daß wir in nur logisch-rationaler Sprache im Grunde nur oberflächlich vom Tode reden können.

Wir müssen, wenn wir von ihm reden, auch den Schmerz, das Nicht-Weiterkommen, den Schmerz der Leere, den Schmerz der Antwortlosigkeit, der verschlossenen Tür erleiden, beweinen und dagegen anschreien.

Der Tod ist Symbol dafür, daß Leben letztlich nicht in **einem** Bild, in menschlich definitorischer Sprache auslotbar ist, daß Leben sich in der Noch-nicht-Vollendung immer erst sucht.

Deshalb gibt es in der Tat für den Tod nicht **ein** fixes Symbol. Es gibt aber sehr viele Symbolbilder, in denen sich das Geschehen von Werden und Vergehen ausdrückt.

Bevor wir einige dieser Bilder anschauen, fragen wir, wie die Menschheit mit dieser Erfahrung der psychischen Endlichkeit der menschlichen Existenz umgegangen ist.

Wie gehen wir mit dem Stachel unserer eigenen Abgründigkeit um?

Die Menschheit schwankt immer hin und her zwischen dem Wagnis vertrauenden Glaubens und dem Versuch rationalisierender Zurechtlegung von in sich geschlossenen Weltbildern.

Im Alten Testament taucht diese Polarität auf in der Unterscheidung zwischen den Götzen, in denen wir den unerklärbaren Phänomenen einen Namen geben, und andererseits dem einen, nicht beschreibbaren, nicht lokalisierbaren Gott, in dem wir dann auch die Abgründigkeit des Seins aushalten müssen.

In der neueren Diskussion taucht dieser Zwiespalt auf zwischen religiöser Belehrung, nach der wir an ein Weltbild glauben sollen, in dem alles seinen Platz hat, und andererseits einer eher mystischen Ausformung, in der man nichts weiß, sondern in der man die wie aus dem Nichts kommenden Kräfte eher erfahrend erlebt, sich auf das Tödliche einläßt.

Ich meine, daß es diese beiden Richtungen in allen Religionen gibt.

Vielleicht brauchen wir sie auch beide: Auf der einen Seite

das Wagnis ganzen Vertrauens und parallel dazu die Erlaubnis einer gedanklich-lehrhaften Rationalisierung. Ich will diese Unterscheidung aufzeigen am tibetischen Bardo Thödol, dem Tibetischen Totenbuch, und an den christlichen Traditionen.

1. Die Lehren des Bardo Thödol

Die Lehren im Tibetischen Totenbuch sind in der Mitte des achten Jahrhunderts durch den buddhistischen Apostel Padmasambhava nach Tibet gebracht worden. Der Bardo Thödol enthält tiefgründige mystische Erfahrungsmöglichkeiten, gewissermaßen mythologische Symbole, die schon durchs verbale Beschreiben eine gewisse Verflachung, Banalisierung erleiden. Im Augenblick des Todes erfährt sich das Leben im „klarsten Licht der Wirklichkeit".

Im Tod begegnet jeder sich selbst als ewig: „Reiner Geist, der jetzt Leere, jedoch nicht als die Leere des Nichts zu betrachten ist, sondern als reiner Geist, unbehindert, leuchtend, erregend und glückselig, so ist das wahre Bewußtsein."

„Dein eigenes Bewußtsein, leuchtend, leer, untrennbar von dem großen Strahlungsträger, hat weder Geburt noch Tod und ist das unveränderliche Licht."

Es wird nun stufenhaft ein Weg beschrieben, auf dem die schauende Seele sich mit allen wahnhaften Wünschen ihrer materiell-physischen Gebundenheit auseinandersetzt, bis sie dann reif und belastbar wird, als neue Verkörperung ins materielle Dasein zu gelangen. Dieser Weg des Leidens ist gewissermaßen ein Weg der Erlösung, denn mit dem Tod gelangt die Seele wieder in die Erfahrung ewigen Lichts.

Wenn man diese Geschichte von 49 Stationen mit einer sensibel-schwebenden Offenheit liest, wie es für symbolisch-mythologische Texte richtig ist, entsteht der Eindruck, daß hier mit archetypischen Bildern beschrieben wird, wie Leben überhaupt ein Krisenprozeß ist und sich durch die Erfahrung der Krise selbst findet. Immer wieder begegnet die Seele Höllenerfahrungen.

Sie soll den Zwischenweg zwischen aggressivem Besiegenwollen des eigenen Bösen und dem Verdrängen der Schrecken finden.

„Der Todesgott schlingt ein Seil um deinen Hals und zerrt dich weg; er schneidet deinen Kopf ab, nimmt dein Herz heraus, reißt deine Eingeweide heraus, leckt dein Hirn aus, trinkt dein Blut, ißt dein Fleisch, nagt an deinen Knochen; du aber bist unfähig zu sterben."

Immer wird dasselbe gesagt: „Schau solche Visionen genau an. Es sind die aus dir kommenden Projektionen des Unerledigten. Indem du sie aushaltend anschaust, sie aber nicht als endgültige Wirklichkeit über dich herrschen läßt, erfährt deine Seele geheimnisvoll Befreiung in eine neue Stufe hinein."

„Lüge nicht, fürchte nicht die Götter des Todes."

„Da dein Körper ein Geistkörper ist, kann er nicht sterben, selbst wenn er geköpft und gevierteilt wird. Dein Körper ist in Wirklichkeit von der Natur der Leere, so brauchst du keine Angst zu haben. Die Todesgötter sind deine eigenen Halluzinationen", also aus dir herausgesetzte Wirklichkeiten.

Und wieder heißt es: Schaue auf die Fratzen, Schrecklichkeiten. Halte den Blick aus und meditiere gleichzeitig den „großen Barmherzigen", in dem die Seele Licht bleibt, dann erfährst du ein Weitergehen des Prozesses, hin zur Erleuchtung, zur Buddhaschaft.

Man fragt sich zunächst, ob hier in mystischen Bildfolgen Prozesse beschrieben werden, wie sich Leben entwickelt, wie Leben z.B. in therapeutischen Prozessen oder in Trauerprozessen Verwandlungen erfährt.

Wird hier in mythologischen Bildfolgen beschrieben, wie sich ein Leben im Sterbeprozeß löst?

Jetzt die andere Seite.

Ich hätte das Bardo Thödol als primitive Psychotechnik beschreiben können, wie jemand durch magische Selbstsuggestion den Anstoß des Todes wegzurationalisieren versucht.

Wie banal das aussieht, wenn einer sich zum Leichnam des Verstorbenen setzt und meint, er könne mit dem Hersagen eines solchen Lehrgebäudes dessen Seelenweg über den Tod hinaus manipulativ retten.

Diese Kritik kann bei einem bestimmten Gebrauch das Bardo Thödol durchaus berechtigt sein.

Wo mystische Erfahrungsmöglichkeiten banalisiert, zur allgemeinen Lehre umgegossen, vermarktet werden, da gewinnt der Mensch die Möglichkeit, den beunruhigenden Anlaß, den Tod zu verdrängen. Er verliert dann aber auch die Möglichkeit, durch diesen Anstoß hindurch Tiefe von Leben zu erfahren.

2. Die christlichen Traditionen

Wenden wir uns dem christlichen Glauben und dem Umgang der Christen mit Tod und Sterben zu.

Auch hier können wir aus dem vielen, das die Bibel sagt, eine Lehre formulieren, in der alles schlüssig zusammengeordnet und erklärt wird, daß es eigentlich gar keinen Zweifel, keine Trauer und keinen Anstoß mehr geben darf.

Eine solche Lehre könnte folgendermaßen aussehen: Nur durch den Menschen ist eine eigentlich gute Schöpfung defekt geworden. Zu diesem Defekt gehört auch der Mangel an Vertrauen. Erst dadurch wird der Tod zum Anstoß und zur Verletzung. Aber Gott hat sich dem an seinem Tod leidenden Menschen im Tod Jesu zugewandt. Der Mensch bekommt eine Grundgnade, daß er wieder angenommen ist; seine Grundschuld ist ihm erlassen. Dadurch entsteht auch die Möglichkeit, die fälligen Strafen abzubüßen, entweder hier im Leben oder im Fegefeuer. Von solchen Sündenstrafen ermöglicht Gott durch die Kirche „Ablässe", und zwar sowohl lebenden wie verstorbenen Menschen im Fegefeuer.

Wenn Sie jetzt denken, das sei eine etwas überzogene Karikatur, dann sage ich, daß es genauso im neuen Weltkatechismus der römisch-katholischen Kirche steht.

Nehmen wir dies ganz ernst. Es gibt auch in der Evangelischen Kirche viele solche mehr volkstümlichen Lehren, von denen Menschen gerne sagen: Es ist so. Das enthält auch einen

Vorteil. Wenn der Mensch sich in dieses Weltbild einlebt, sich in diese Vorstellungen einübt, ist das Abgründige am Tod wegrationalisiert.

Jenes Symbol, daß unser Leben eine von uns nicht schließbare Wunde behält, daß wir uns selbst nicht haben, sondern uns erst im *fallenden Vertrauen* finden, ist eliminiert.

Diese Lehren bieten zugleich Methoden und Rezepte an, wie man im Bedarfsfall etwas für die Verstorbenen tun kann.

Aber ist das Glauben? Werden damit Erfahrungen von Leiden und Befreiung, die zum Glauben gehören, nicht eher verstellt oder verhindert?

Jesus und die ersten Generationen haben keine abgeschlossene Lehre definiert. Sie haben den Tod Jesu sehr vielfältig interpretiert, je nach ihrer eigenen religiösen Tradition, z.B. Juden und Griechen unterschiedlich.

Einig sind sie sich allerdings, daß im Tod Jesu Gott das Schicksal des Sterbens teilt. Sterben ist ein Getrennt-Werden vom biologisch bewußten Leben, nicht aber ein Getrennt-Werden von Gott.

In der Gethsemane-Geschichte, in der Betonung der Grausamkeit des Todes Jesu, „mein Gott, warum hast du mich verlassen", in der Angst der Frauen am Ostermorgen, in jenem merkwürdigen Entzogensein des Auferstandenen, in der Nicht-Verfügbarkeit des Geistes bleibt deutlich, daß Gott selbst den Schrecken und den Abgrund des Todes mit uns teilt und daß wir die Lösung von diesem Schrecken noch nicht materiell verfügbar in der Hand haben.

Der Apostel Paulus hat in sehr tiefen Formulierungen den Stand des Glaubens zu beschreiben versucht. Man kann diese Formulierungen rein rational gar nicht richtig verstehen. Sie erschließen sich erst, wenn man sich selbst auf der Erfahrungsebene auf sie einläßt und wenn man seine Formulierungen als Symbole wahrnimmt, deren Wahrheit man erst wieder in sich, in der eigenen psychischen Tiefe erfahren kann. Albert Schweitzer hat deshalb 1930 von der „Mystik des Apostels Paulus" geschrieben. Wenn ich mich mit Jesus identifiziere als der göttlichen Gestalt in der Tiefe, als dem Urbild des Seins, in dem auch Leiden und Sterben zum Werden gehören, dann kann ich das Symbol des Todes, die abgründige Erfahrung, daß mein Leben offen ist, an mir selber zulassen, leidend zulassen.

Da kommen Formulierungen wie „Wir tragen allezeit das Sterben Jesu an unserem Leibe" (2. Kor. 4,10) oder „Ich bin mit Christus gekreuzigt" (Galater 2,20). „Alle, die wir getauft sind, die sind in seinen Tod getauft" (Römer 6,3).

Diese Enttabuisierung des Todes durch die Auferstehung Christi öffnet Paulus die Augen, nämlich daß viel schlimmer als der biologische Tod jener Tod ist, welcher der „Sünde Sold" ist (Römer, 6,23).

Dieser Tod, der schon die Lebendigkeit des Lebens zerstört, kommt aus dem Nicht-aushalten-Wollen des Todes; davon, daß wir die Wunde der Offenheit unseres Lebens nicht aushalten wollen.

Der Mensch, der sich selbst gegen das Sterben sichern will, verliert sich an die Macht des Todes, wenn er sich z.B. durch Gutes-Tun unverletzlich, selbstgerecht machen will. Mit der Tabuisierung des Todes liefert sich der Mensch dem Tod selbst aus.

Das ist seine Tragik: Indem er sich selbst retten, den Stachel des Todes durch eigene Kräfte entschärfen will, kapselt er sich ab von jener Kraft, die von Gott her ihn im Aushalten seines Todes stärken will.

Der auferstandene Christus, der in mir lebt, in dem ich lebe, wirkt als befreiende Kraft, daß ich dem Leben, in dem ich mich selbst zu sichern versuche, abzusterben wage – schon längst vor dem biologischen Tod.

„Ich bin mit Christus gekreuzigt. Ich lebe; doch nun nicht ich, sondern Christus lebt in mir" (Gal. 2,19f).

„Mitten im Leben werden wir immerdar in den Tod gegeben um Jesu willen, auf daß auch das Leben Jesu offenbar werde an unserem sterblichen Fleische" (2. Kor. 4,11).

Dieses alles wird nicht als ein Glaubenspaket vorgelegt, das ich nun für wahr halten muß, weil dies jemand befehlen würde.

Jeder kann in sich, in die eigene spirituelle Erfahrung hineinblicken und sich fragen: Gibt es in mir die Erfahrung geschenkten Vertrauens, daß ich Inhalte, Ziele, Fixierungen, Beziehungen absterben lassen kann?

Entdecke ich in mir, daß hinter der Trauer in diesem Geschehen Befreiung, neues Leben auftauchen können?

Entspricht es mir, wenn ich die Auseinandersetzung mit Sterben nicht durch eine endgültig gefundene „Wahrheit" einebne, sondern mich immer und immer wieder diesem Prozess von Vergehen und Werden aussetze?

Ich bin – obwohl die Auseinandersetzung mit der Wunde Tod mich nicht abschließbar begleitet – nicht auf den Tod fixiert und nicht in der Angst vor ihm gebunden. Der Tod macht uns nicht wortlos. Er ist nicht mein Gott. Nicht der Tod ist das Thema, das uns bestimmt, sondern das Leben selbst und die Erfahrung, wie wir durch die Auseinandersetzung mit Tod hindurchgehend Leben finden.

Das kann man nicht nur lehren. Wir können es ausprobieren, ob in der Schwachheit des Zulassens Kraft mächtig wird, ob hier das Geheimnis von Leben auftaucht. Diese Enttabuisierung des Todes löst die Lähmung vor ihm. Sterben wird betrauerbar, Schmerz benennbar, Wut lösbar …

Die Entgötterung des Todes erlaubt es uns, ihn auch emotional *anzugehen.*

Unser Leben ist ihm nicht mehr widerspruchslos untertan. Wir werden befreit von zwei gefährlichen Wegen, von der Flucht vor dem Tod und von der Flucht in den Tod.

Durch den Tod Jesu wird auch das Sterben zu einer kreativen Erfahrung mit Gott.

III. Der Tod in archetypischen Bildern

Der Tod ist sozusagen das Negativsymbol; Symbol dafür, daß Leben letztlich nicht in **einem** Bild und nicht in menschlich definitorischer Sprache auslotbar ist.

Wir haben entdeckt, wie das Leben sich selbst findet, und zwar in der möglichen Auseinandersetzung mit ihm.

Dies ist nicht nur religiös sagbar, sondern auch psychisch in der Trauer vollziehbar. Der Tod verliert seine Macht, indem wir sterben lassen, was stirbt.

Wenn ich jetzt noch einmal nach dem Symbol des Todes frage, dann hat er kein Symbol für sich allein.

Das Kreuz ist nämlich Symbol für Tod und Leben, für das Leben, das sich selber seine Linie geben will, es wird gekreuzt und wächst daraus hervor.

Dieses Kreuz taucht schon in Ägypten und auch im lamaistischen Dorje-Diamant auf.

Nehmen wir die Sonne als Symbol. Dann findet sich auch hier Leben im Untergehen und Aufgehen.

Auch im Symbol des Rades zeigt sich Vergehen und Wiederentstehen.

Hat der Tod seine tabuisierte Macht verloren, kann von ihm eher geträumt werden. Wenn uns ein Traum bewußt wird, zeigt dies, daß unser Bewußtsein das Geträumte aufzunehmen bereit ist.

In den Mythen der Menschheit, in Märchen und in unseren Träumen taucht der Tod auf. Er ist dabei ins Leben integriert, und die Bilder sind so vielfältig, wie es Lebensentstehungsprozesse sind.

C. G. Jung hatte in der Mitte seines Lebens eindrucksvolle Todesträume, die ihn darüber nachdenken ließen, daß unsere Seele von sich aus schon in der Mitte des Lebens sich aufs Sterben vorbereitet und einen Weg ins Sterben sucht. Der Tod wird geträumt als schöner Jüngling, der in seiner Liebe schön, aber gefährlich sein kann.

La morte – im Französischen „die Tote" als Gestalt einer hohen, schönen Frau, die zur Heilkunst gehört. Auch als Muttergottheit, in der Sterben und Geboren-Werden gefühlt wird, taucht das Todesbild auf.

Der Tod als Gevatter, als alter, weiser Mann, zeigt einen Weg zu neuem Leben. Der tödliche Sprung in den Brunnen und die

Überflutung durch Wasser: Das erinnert an Initiationsriten, an neues Leben durch Rekreation im Sich-fallen-Lassen.

Die Figur des Schattens als Zeichen für ausgegrenzte Teile von Leben.

Dieses Symbol finden wir häufig in der Kunst.

Der Sensenmann haut nicht nur ab; *er* bringt auch Ernte und Samen.

Der Keller, der Kirchenraum, verstanden als mit Tod verbundene Orte, sind zugleich alchimistische Werkstätten, Räume der Verwandlung und Vollendung.

Es gibt sehr viele Ahnungen von Tod und Sterben.

Es gibt innere, psychische Prozesse, in denen unser Unbewußtes das Sterben-Können sucht und vorbereitet.

Fast alle Traumsymbole, in denen Tod auftaucht, zeigen nicht nur Ende, sondern auch Verwandlung und Wiedergeburt.

Im Bardo Thödol heißt es immer wieder: Schau das Schreckliche, das in dir auftaucht, genau an. Nimm es als zu dir gehörig, aber klebe und fixiere dich nicht daran. Dann geht der Prozeß deines Werdens weiter.

Für uns als Christinnen und Christen ist der Tod als Macht in Gott integriert. Wir dienen ihm nicht durch Opfer, auch nicht durch Angst- oder Trauerfixierung.

Alles, was er psychisch und physisch mit uns macht, kann angeschaut, benannt und beschrieben werden.

Die Krise, die wir dabei erleben, ist eine Verdichtung und Vertiefung von Leben.

In diesem Sinne glauben wir, daß auch das Erleiden des biologischen Sterbens eine Krise zum Leben ist.

Martin Klumpp

Unsere menschliche Haltung, die wir gegenüber Sterben und Tod finden können, entscheidet darüber, wie wir sterbende Menschen bis zur Schwelle des Todes begleiten. Gerade hier werden unsere geistig-seelischen Grundlagen geprüft: Wagen wir es, uns wirklich auf die Begleitung einzulassen und damit auf die Berührung mit dem Tod, oder halten wir aus Angst die Gefangenschaft in einer Rolle aufrecht?

4. „Hallo! Ist dort jemand?" Von der Hingabe an sich selbst und der Hingabe an den anderen

Es ist ein merkwürdiges, doch einfaches Geheimnis der Lebensweisheit aller Zeiten, daß jede kleinste selbstlose Hingabe, jede Teilnahme, jede Liebe uns nur reicher macht …
(Hermann Hesse)

Die Worte von Hermann Hesse führen uns ganz unmittelbar zum Herzen des Themas Hingabe, das ein Thema der Liebe und des Liebens und damit ein weites und vielfältiges ist. Wir werden Momente, Augenblicke der liebenden Hingabe erleben, aber diese sind meist nur kurz, und oftmals fühlen wir uns weit entfernt davon, uns hingeben zu können.

Beim Schreiben des Artikels ist mir bewußt geworden, daß die Fähigkeit zur Hingabe für mein Leben sehr wichtig ist.

Zum einen erlebe ich es in der Begleitung sterbender und trauernder Menschen. Hier bin ich immer wieder herausgefordert, alle meine Vorstellungen loszulassen und mich ganz auf den Weg und das Wesen des anderen einzulassen, mich hinzugeben an das, was zwischen uns geschehen kann. Auch glaube ich, daß für die Zeit des Sterbens und für den Übergang die Fähigkeit, uns hinzugeben, vertrauensvoll einzuwilligen, unser Sterben erleichtern kann. Wieviel meinen wir noch selbst bestimmen, selbst machen zu müssen, oder wieviel können wir loslassen, uns dem Geschehen anvertrauen? Das Sterben können wir nicht mehr machen, „tun", sondern wir können nur noch etwas mit uns geschehen lassen, so wie wir damals geboren wurden, nun also „gestorben" werden.

Mich hingeben zu können, ist aber aus einem weiteren Grund für mich persönlich sehr wichtig. Ich kann spüren, daß sich meine Ängste vor dem Leben lösen können, je mehr es mir möglich wird, dem Leben, dem Größeren zu vertrauen. Und ich selbst stehe ganz am Anfang dieses Weges.

Das Thema Hingabe reicht ja tief ins Persönliche hinein, in unsere Wunden der Kindheit. Entweder haben wir zuviel Nähe erfahren, die uns einengte und uns nicht selbständig werden ließ, oder aber, was wohl häufiger ist, haben wir Nähe vermißt, haben tiefe Verletzungen erfahren, haben uns allein und verlassen gefühlt, gelernt, alleine zurechtzukommen und uns anderen nicht anzuvertrauen und hinzugeben.

Beim Arbeiten an diesem Thema bin ich einem großen Hindernis auf dem Weg zur Hingabe begegnet: der Angst. Die Angst, daß mir nichts einfallen würde, die Angst, nichts „Neues zu bringen" und auch die Angst, ihre Erwartungen nicht zu erfüllen. Diese Ängste raubten mir viel Kraft, bis sich dann der Satz in mir bildete und befreiend wirkte:

Ich gebe das, was ich bin, und das mit ganzem Herzen.

Der Satz half mir, freier zu werden, meine Erwartungen an mich selbst zu reduzieren, half mir zu der Einstellung, daß ich keine fertigen, perfekten Antworten und Ratschläge geben muß, sondern meine Gedanken mitteilen möchte und zugeben kann, daß ich selbst auch noch auf der Suche bin.

Ich möchte allen danken, von denen ich gelernt habe und

die meinem Beitrag die Fülle und Lebendigkeit geben, ganz besonders Ram Dass durch sein Buch „Wie kann ich helfen", aber auch anderen Schriftstellern und hilfesuchenden Menschen.

Was verstehen wir unter Hingabe, was zeichnet Hingabe aus?
– Merkmale der Hingabe –

Eine Grundbedingung, uns hingeben zu können, ist **Vertrauen**.

Wenn wir nicht vertrauen können, wenn wir alles in der Kontrolle behalten wollen, Angst haben, daß etwas schiefläuft, wenn wir etwas nicht steuern, dann können wir uns nicht hingeben.

Hingabe bedeutet also, Vertrauen in das Geschehen zu haben, sich dem Strom der Ereignisse anzuvertrauen, an die Richtigkeit der Ereignisse und Begegnungen zu glauben, auch wenn wir sie nicht immer durchschauen können.

Um uns hingeben zu können, brauchen wir auch Vertrauen in uns selbst: Wir müssen nicht erst jemand Besonderes werden oder etwas Besonders leisten, sondern wir sind die wir sind, dürfen diese sein, wir genügen so und sind in unserer Einzigartigkeit von Gott angenommen. Vertrauensvoll sich hingeben heißt eigentlich, wieder wie ein Kind zu werden, uns selbst in ein Größeres hinzugeben.

Hingabe bedeutet also auch, frei von zerstörenden Selbstzweifeln und Unsicherheiten zu sein wie z.B.: „Schaffe ich das oder nicht?" – „Genüge ich?" – „Müßte ich nicht mehr können?".

Hingabe bringt das Erlebnis der **Ziellosigkeit**, in einem guten Sinne, mit sich. Ziellosigkeit im Sinne eines Loslassens der Erwartung, das und das muß hinterher dabei rauskommen, so und so muß sich der andere dann verhalten. Gerade in der Arbeit mit Menschen, sei es in der Krankenpflege oder im Unterricht, haben wir oft die Erwartung: Wenn ich das so mache, dann muß sich der Erkrankte oder der Schüler auch so und so verhalten. Oder in einer Freundschaft: Ich mache alles für dich, ich regle alles für dich, ich nehme alles auf mich, aber dann mußt du dich auch so und so verhalten. Meist sind die Erwartungen uns gar nicht so deutlich, wir merken sie oft erst in unserer Enttäuschung, wenn der andere sich eben nicht so verhalten hat, obwohl wir doch so viel für ihn getan haben. Dann entsteht Enttäuschung und Ärger in uns.

Wenn wir uns vertrauensvoll hingeben, erleben wir ein Gefühl der **Zeitlosigkeit**. Wir verlieren unser Eingeengtsein in Minuten, Stunden und Plänen. Durch die Intensität, die sich durch die Hingabe ergibt, erfahren wir Zeitlosigkeit. Wir sind ganz präsent im Moment, wir vergessen für Augenblicke alles, was wir noch tun müßten oder was vorher geschehen ist. Wir haben das Gefühl, daß ein Moment, wenige Minuten wie eine Ewigkeit sein können. So sagt es Mikel, ein junger krebskranker Mann, wenige Wochen vor seinem Tod: „Wenn einem nichts mehr verborgen bleibt, kann es passieren, daß ein Augenblick wie die Ewigkeit ist."[1] Das sind die Momente, wo wir uns ganz hingeben.

Immer wenn wir in unserem Tun vollkommen aufgehen, die Außenwelt vergessen, dann erfüllt uns dies mit tiefer **Freude.** Es kann uns dies bei der Arbeit, beim Sport, beim Spielen oder irgendwo anders geschehen. Wir vergessen uns selbst und sind doch zugleich auch in großer Selbstgewißheit, so wie wir als Kinder beim Spielen Zeit und Raum völlig vergaßen und ganz erfüllt vom Tun waren.

Hingabe ist ein **aktives Geschehen.** Wir fühlen uns hinterher reicher und erfüllter. Anders wenn wir uns *her geben,* weggeben, dann fühlen wir uns hinterher leer und ausgehölt.

Wir verlieren das Gefühl des Getrenntseins und erfahren **Einheit**. Wenn wir uns dem, was wir tun, ganz hingeben, lösen sich unsere Grenzen, „das bin ich und das bist du", für

---

[1] Gillson, M.: Die letzten Tage des Lebens. Beobachtungen in einem menschenfreundlichen Krankenhaus. NDR, 1983.

Momente auf. Unsere Verhaftung an unser Ich kann sich lösen.

Wir öffnen uns, entgrenzen und erleben Momente des Sich-Transzendierens. Wir sind wir selbst, sind bei uns und dennoch geöffnet. Es geht also um ein Sich-Öffnen des Ich oder Egos für das Selbst, so daß das Selbst sich entfalten kann.

Vielleicht können wir dies am ehesten in der Natur oder wenn wir einem anderen Menschen helfen erfahren: Wir sind wir selbst und wir sind ein Teil dieser Schöpfung, oder auch wir sind wir selbst und auch der andere. Für mich ist diese Erkenntnis „Ich bin auch der anderer" gerade in der Sterbebegleitung sehr wichtig. Wir empfinden den Schmerz und die Freude des anderen mit und sind auch wir selbst.

„Liebe deinen Nächsten wie dich selbst" heißt eigentlich: Erkenne, daß dein Selbst nicht auf dein kleines Ich begrenzt ist. Dein wahres SELBST bezieht den anderen mit ein."

Luise Rinser drückt das in ihrem Buch „Mirjam" aus. Dort sagt Jeschua: *„Wie schuf der Ewige den Menschen? Er ließ das Bild vom Menschen, das er in sich trug, aus sich heraustreten und Erdenwirklichkeit werden, und er hauchte ihm Leben ein. Welches Leben? Es gibt nur eines. Das Seine. So wurde der Mensch, und so wird jeder Mensch, und jeder ist gleicherweise göttlicher Geist in irdischer Form, in jedem lebt der Ewige. (...) Nur die Erkenntnis vom Einssein alles Lebendigen schafft das Friedensreich."*[2]

Erfahren wir in der vertrauensvollen Hingabe für Augenblicke Einheit, so ist dies eine zutiefst **religiöse Erfahrung**.

Wenn wir diese Einheit immer wieder erfahren, so wächst unsere Hingabefähigkeit. Unser Tun geschieht aus einer Kraft, die größer ist als wir selber und die uns hilft, die Illusion unseres isolierten Daseins aufzugeben.

Hingabe hat eine tiefe spirituelle Dimension, und mir stellt sich die Frage, ob es überhaupt möglich ist, sich hinzugeben, ohne den spirituellen Grund, das Urvertrauen zu haben.

---

[2] Luise Rinser: Mirjam. Fischer, Frankfurt am Main, 1983.

Ich möchte kurz eine buddhistische Praktik erwähnen, die hierin sehr weit geht. Ken Wilber beschreibt sie in seinem Buch „Mut und Gnade":

Die wichtigste dieser Praktiken ist das sogenannte Tonglen: „Nehmen und Aussenden". Sie ist so wirksam und von solcher Verwandlungskraft, daß sie in Tibet bis in die neuere Zeit hinein weitgehend geheimgehalten wurde. Sie geht so:

Bei der Meditation vergegenwärtigt man sich (möglichst bildhaft) einen Menschen, den man kennt und liebt und der schwer zu leiden hat – eine Krankheit, ein Verlust, Depression, Schmerz, Angst und Furcht. Stellen Sie sich beim Einatmen das Leiden dieses Menschen als schwarze, rauch- oder teerartige, dichte, schwere Wolken vor, die Sie durch die Nase einatmen und dann in Ihr Herz sinken lassen. Halten Sie dieses Leiden in Ihrem Herzen. Geben Sie beim Ausatmen all Ihren Frieden, Ihre Freiheit, Ihre Gesundheit, Ihre Güte und Ihre Stärken der Atemluft mit, um sie diesem Menschen als heilendes und befreiendes Licht zu senden. Setzen Sie das etliche Atemzüge lang fort. Stellen Sie sich dann den Ort vor, an dem dieser Mensch lebt; nehmen Sie beim Einatmen alles Leiden dieser Ortschaft in sich auf, und senden sie den Menschen, die dort leben, beim Ausatmen all Ihre Gesundheit und Ihr Glück. Beziehen Sie dann nach und nach die ganze Gegend, das Land und schließlich die Erde und das gesamte Universum ein. Sie nehmen alles Leiden aller Wesen in sich auf und schicken dafür Gesundheit, Glück und Güte zurück.

Die Reaktionen der meisten Menschen, wenn sie davon zum erstenmal hören, sind stark, ursprünglich – und negativ. Bei mir war es so. Diesen schwarzen Teer in mich aufnehmen? Soll das ein Witz sein? Was ist, wenn ich krank werde? Das ist doch der helle Wahnsinn! Die Tonglen-Praxis sollte den Mittelteil des Retreats bilden, und als wir Kalu Rinpoches Belehrungen dazu erhielten, stand eine Frau auf und sprach die Frage aus, die praktisch alle der etwa hundert Anwesenden bewegte:

„Aber was ist, wenn ich das bei jemandem mache, der wirklich krank ist und dann selber langsam krank werde?"

Rinpoche zögerte keinen Augenblick: „Sie sollten denken: Oh, gut, es funktioniert!"

Das traf ins Schwarze. Hundert „selbstlose Buddhisten" mit weit heraushängendem Ego ertappt! Wir waren bereit zu üben, um unsere eigene Erleuchtung zu finden, um unser eigenes Leiden zu vermindern – aber das Leiden anderer auf uns nehmen, und sei es nur in der Imagination?

Etwas Merkwürdiges beginnt sich abzuzeichnen, wenn man einige Zeit Tonglen geübt hat. Zunächst einmal wird niemand wirklich krank. Vielmehr stellt man fest, daß man immer weniger zurückschreckt vor dem Leiden, sei es „eigenes" oder „fremdes". Man hört auf, vor dem Schmerz zu fliehen, und stellt dafür fest, daß man ihn verwandeln kann durch die Bereitschaft, ihn in sich aufzunehmen und dann loszulassen. Die eigentliche Verwandlung geschieht dann in einem selbst, einfach durch die Bereitschaft, die gewohnheitsmäßige und automatische Verteidigung des eigenen Ich abzubauen. Man begreift, daß es wirklich nur das eine Selbst gibt, das allen Schmerz und alle Lust empfindet, und die Gegensatzspannung zwischen dem Ich und dem anderen lockert sich. Wozu neidisch sein, wenn da doch nur ein Selbst ist, das allen Erfolg genießt? Deshalb kommt die „positive"' Seite des Tonglen zum Ausdruck in dem Satz: „Ich habe meine Freude am Verdienst anderer." Für das nicht-duale Gewahrsein ist es dasselbe wie mein Verdienst. Es bildet sich ein tiefes „Gleichheitsbewußtsein", das den Sumpf einerseits von Überheblichkeit und andererseits von Furcht und Neid austrocknet."[3]

Vielleicht ist diese Meditation zu idealistisch, mit einem zu hohen Anspruch verbunden, so daß sie manchen eher abschreckt, aber mich hat sie sehr angesprochen.

Diese Merkmale der Hingabe: Vertrauen, Ziellosigkeit, Zeitlosigkeit, tiefe Freude und die Erfahrung der Einheit sind auch Erfahrungen, die wir in der Meditation machen können. Im Hinduismus ist Hingabe ein Weg der spirituellen Praxis (Bhakti-Yoga).

---

[3] Ken Wilber: Mut und Gnade. Knauer, München, 1995.

Welche inneren Hindernisse halten uns ab, uns vertrauensvoll hinzugeben?

Auf dem Weg der Hingabe begegnen wir immer wieder Hindernissen in uns selbst. Es fällt uns schwer. Warum?

Da ist zum einen, daß es uns **schwerfällt zu vertrauen**. Zu oft haben wir, häufig schon sehr prägend als Kind, erfahren, daß wir eben nicht vertrauen können. Vielleicht wurde unser Vertrauen von Menschen mißbraucht oder enttäuscht, oder wir haben durch unseren Schicksalsweg das Gefühl, daß wir im Leben eigentlich immer ungerecht und benachteiligt behandelt wurden. Uns wurde früh beigebracht, aufzupassen, zu kontrollieren, zu leisten, „schließlich wird einem ja nichts geschenkt", uns anzustrengen, aufzupassen, daß wir auch genug bekommen.

Vertrauen ist immer nur relativ anwesend, da schleichen sich immer wieder Angst, Zweifel und Mißtrauen ein. Angst zu versagen, Angst, nicht geliebt zu werden, Angst, ausgestoßen zu werden. Oder der Zweifel und immer wieder die Frage: Helfe ich denn genug? Reicht es wirklich aus, nur zuzuhören und dazusein? Müßte ich nicht eine Lösung oder einen guten Ratschlag anbieten? Oder etwas ganz Besonderes mit dem Patienten machen? Wagen wir es dann mal, uns auf den anderen einzulassen, meldet sich oft gleich wieder die Angst, sich ganz aufzugeben, sich zu verlieren, dann gar nicht mehr zu wissen, was ich denn eigentlich will, und von dem anderen zu sehr vereinnahmt zu werden.

Auch unser **dauerndes Urteilen** hält uns zurück, verhindert, daß wir uns hingeben: „Wie kann man das nur so schlecht machen?" – „Da hast du dich mal wieder ganz schön blamiert!" Oder gegenüber dem anderen: „Ich kann mich Herrn Knoll einfach nicht zuwenden, so wie der sein Leben vertan hat. Soviel getrunken! Und jetzt nimmt er seine Medizin nicht mal regelmäßig. Der ist doch selbst schuld an seinem Leiden!"

Auch mir sind diese Urteile, Ängste und Zweifel sehr gut bekannt. Wichtig ist, wie wir mit ihnen umgehen: Sehen wir sie als Ausgangspunkt für den Weg zur Hingabe an. Sie können uns dann zu folgenden Fragen führen:

Wieviel kann ich überhaupt vertrauen?
Welche Erfahrungen erschweren mir das Vertrauen?
Was sind meine Wunden?
Was hat mich geprägt?
Was macht mir denn jetzt soviel Angst?

Vertrauen zu lernen und sich hingeben zu können, ist oftmals ein langer Weg. Auf diesem Weg brauchen unsere Ängste und Unsicherheiten, die in uns aufkommen, immer wieder unser Mitgefühl. Wenn wir sie verstehen und annehmen, dann gibt es einen Teil in uns, der nicht in den Ängsten gefangen bleibt. Dieser Teil in uns, der uns in unseren eigenen Begrenzungen annimmt, ahnt schon etwas von dem Vertrauen. Es ist so, als ob es ihm möglich wäre, die eigenen Ängste und Zweifel in die Hand zu nehmen und uns auf unserem Weg zu ermutigen. Unsere Ängste können so faßbarer, kleiner werden, wir wagen uns etwas mehr, uns nach außen zu öffnen, uns etwas mehr dem Leben anzuvertrauen, uns etwas mehr hinzugeben.

Auf diesem Weg kann uns die Frage helfen: Kann ich jetzt in dieser Situation vielleicht lernen, etwas mehr zu vertrauen?

Kann ich meine Ängste hören und sie in die Hand nehmen und mit mir und ihnen in diese Situation neu hineingehen? Wenn wir vorsichtig wagen, mit uns neue Erfahrungen zu machen, können wir vielleicht alte Ängste und Prägungen korrigieren. Wir können erfahren, daß es sich lohnt zu vertrauen.

Damit möchte ich überleiten zu dem nächsten Aspekt: nämlich zu der Grundhaltung, mich immer wieder daran zu erinnern, daß meine Arbeit immer auch Arbeit an mir selbst ist, Auseinandersetzung mit mir selbst, Schulungsweg. Der Gedanke hilft mir auch, durch die Arbeit nicht so auszubrennen. Ich habe dann nicht das Gefühl, nur zu geben, sondern auch zu lernen und schöpferisch herausgefordert zu sein.

Helfen – Arbeit an mir selbst

Welches innere Bild haben wir, wenn wir ans Helfen denken? In mir tauchen verschiedene Bilder auf: Einerseits das Bild, selbstlos zu geben, sich hinzugeben – andererseits das gelernte Wissen, daß es auch wichtig ist, Grenzen zu ziehen, Distanz zu behalten, sich persönlich nicht zu sehr einzulassen. Gerade wenn wir uns unsicher fühlen, verstecken wir uns oftmals hinter unserer beruflichen Rolle der Krankenschwester, des Pfarrers, des Sozialarbeiters oder des Psychologen. Die Rolle erlaubt uns, die Distanz zu dem anderen aufrecht zu halten, sichert unseren Respekt und hilft uns, uns nicht zu sehr einzulassen.

Dazu möchte ich zwei Erfahrungen aus dem Buch von Ram Dass zitieren:

„Wenn man wie ich sehr lange Zeit der Pflege bedarf, dann bekommt man in bezug auf die Welt eine einzigartige Perspektive, obwohl ich auch zugeben muß, daß sie oft bittersüß ist.

Natürlich betrachtet man mich als hilflos. Sie müssen mich heben, umhertragen, sich um meinen Stuhlgang kümmern und vieles andere mehr. Ich sehe wahrscheinlich weder sehr schön aus, noch rieche ich wohl besonders gut. Oft erinnert mich das, was vor meinen Augen in meinem Zimmer abläuft, an das Kommen und Gehen verschiedener Charaktere in einer dramatischen Krankenhaus-Fernsehserie.

Hereinspaziert kommt Frau ‚Sehen-Wir-Nicht-Schon-Heute-Viel-Besser-Aus?' Das wirkt auf mich schon merkwürdig, denn ich komme gerade nur mit letzter Not zurecht. Auf der linken Seite der Bühne erscheint plötzlich die Krankenpflegerin ‚Widerstrebend'. Es fällt ihr schwer, mich anzuschauen. Sie fürchtet darum, daß ihre eigene Mutter so enden könnte wie ich. Dann schreiten die Ärzte herein; man sollte dabei über die Lautsprecheranlage einen weihevollen Marsch spielen lassen! Sie finden meinen ‚Fall' interessant. Und meine Besuche ...? Sie verlieren sich meistens ebenfalls in der dramatischen Fernsehrolle – und das tue ich wohl auch!

So läuft es ständig weiter. Ihr würdet über die Anzahl von Menschen staunen, die einem beim Gespräch nicht in die Augen schauen können. Das erlebe ich jetzt noch stärker als zu den früheren Zeiten meines Wohlbefindens. Hier drinnen paradieren alle möglichen Verhaltensweisen an einem vorbei.

Es ist schon komisch; ich lache. Ich verstehe. Ich bin kein sehr schöner Anblick. Ihre Arbeit ist schwer. Aber manchmal möchte ich laut rufen: ‚Hallo! Ist dort jemand? Hallo? Hallo?'“

Dieser Mann schildert sehr eindrücklich, wie er, aber auch die beruflichen Helfer in ihrer Rolle gefangen bleiben und dadurch keine wirkliche Begegnung stattfindet.

Die Ärztin in dem nächsten Beispiel läßt sich durch die Direktheit des Patienten aus ihrer sozialen Rolle herausreißen.

„Als Assistenzärztin bestand ein Teil meiner Arbeit darin, zusammen mit einer Gruppe von Kollegen Visiten in den Stationen der Klinik durchzuführen, um die Patienten zu untersuchen. Ich sah ihren Blick, wenn wir das Krankenzimmer betraten: voller Angst und unruhig, als fühlten sie sich wie ‚Fallstudien' verschiedener Krankheiten. Ich haßte das. Aber ich war ja Assistenzärztin.

Ich erinnere mich aber sehr deutlich an einen Mann, der ganz anders reagierte. Ich glaube, er hat mein Leben verändert. Er war ein schwarzer Mann in seinen Sechzigern – sehr liebevoll, schalkhaft und auch sehr krank.

Das, was uns immer wieder in sein Zimmer führte, war die unglaubliche Komplexität seiner Krankheit – ein pathologischer Zustand neben dem anderen und das Rätsel, daß er noch am Leben war. Wir besuchten ihn nicht, um herauszufinden, was ihm fehlte, sondern um herauszufinden, warum er überhaupt noch präsent war.

Ich hatte das Gefühl, daß er uns völlig durchschauen konnte. Er sagte: ‚Hey, Jungs!', wenn wir sein Zimmer betraten, so wie man vielleicht einer Meute von Zehnjährigen zurufen würde, die nach einem Geländespiel hungrig ins Haus stürmen, um sich einen Imbiß zu holen. Manche Kollegen in unserer Gruppe machte das nervös.

Eines Abends gab es bei ihm eine Krise, und ich übernahm die Initiative und ging, um ihn alleine zu untersuchen. Er sah ziemlich schlecht aus. Aber er war ein paar Sekunden, nachdem ich das Zimmer betrat, wach. Er schenkte mir ein Lächeln und sagte: ‚Na…', als ob er mich erwartet hätte, als ob er wüßte, wie sehr meine Liebe zu ihm im Verlauf der Zeit gewachsen war.

Ich nehme an, daß ich etwas überrascht auf das ‚Na…' reagiert hatte, und wir lachten darüber. Ich stand da, völlig durch die Kraft seiner Gegenwart gefangen. Dann überraschte er mich völlig mit einer einzigen Äußerung, die teilweise eine Frage und teilweise noch etwas anderes enthielt.

‚Wer du?' sagte er mit einer Art Lächeln. Nur einfach: ‚Wer du?'

Ich begann zu sagen: ‚Ich bin eine Ärztin …' und verstummte plötzlich. Es ist schwer zu beschreiben. Irgendwie schaltete in mir etwas um. Alle möglichen Antworten auf seine Frage gingen mir durch den Kopf. Sie alle schienen wahr zu sein, aber sie schienen auch weniger wahr zu sein: ‚Ja, ich bin dies, oder ich bin das … und auch noch … aber nicht nur …, und das ist nicht die ganze Geschichte, die ganze Geschichte ist …' So lief etwa mein Gedankenprozeß ab. Mir war nichts Dergleichen je widerfahren. Aber ich erinnere mich daran, daß ich mich voller Freude fühlte.

Es muß mir anzusehen gewesen sein, denn er hatte ein breites Lächeln und sagte: ‚Angenehm, Ihre Bekanntschaft zu machen.' Sein Timing haute mich einfach um.

Wir sprachen etwa fünf Minuten lang über dieses und jenes – nichts Besonderes, über Kinder, glaube ich.

Er starb einige Tage später. Und ich trage ihn noch heute in meinem Innersten mit mir herum. Ich denke plötzlich an ihn, inmitten meiner Visiten. Ein bestimmter Augenblick oder ein bestimmter Patient bringt ihn mir wieder ins Bewußtsein. ‚Wer du?' Jahrelang hatte ich mich zur Ärztin ausbilden lassen, und ich hatte mich darin fast verloren. Dieser Mann nahm mir meine Approbation weg und gab sie mir dann wieder zurück mit dem Zusatz: ,Und was noch? Und was noch?... Und was noch?' Ich werde das nicht vergessen."[4]

Diese Ärztin erfährt, daß es nicht nur darum geht, Ärztin zu sein, sondern Person mit persönlichen Erfahrungen und Gefühlen. Sicher, wir können durch unser Tun helfen, aber auf der tiefsten Ebene helfen wir durch die Qualität dessen, was wir *sind*. Darum ist es so wichtig, daß wir uns selbst entwickeln, uns selbst kennenlernen. Das Helfen kann ein wichtiger Weg der Selbsterkenntnis sein. Wir können entscheiden, ob wir in schwierigen Situationen das Schwierige nur bei dem anderen lassen oder ob wir uns fragen: Warum ärgert mich der andere jetzt? Was spiegelt er mir? Vielleicht bin ich auch enttäuscht? Was muß ich aus dieser Situtation lernen? Was kann ich aus dieser Situation lernen? Wir können also entscheiden, ob wir etwas im Äußeren lassen, oder ob wir Geschehnisse als eine Möglichkeit der Selbsterkenntnis ansehen und so an unserem seelisch-geistigen Wachstum arbeiten können. Das bedeutet aber auch, mich nicht mehr hinter meiner Rolle des professionellen Helfers zu verstecken, einer Rolle, die mich davor schützt, mich mit mir selbst auseinanderzusetzten, die aber auch verhindert, daß sich etwas in mir verändert. Sicher, es ist anstrengend und nicht immer ein leichter Weg und uns nicht immer möglich, aber für mich ist diese Richtung eine Möglichkeit, nicht so leicht auszubrennen, nicht die Umstände gegen mich zu sehen, sondern zu lernen, in ihnen einen Sinn für mein Wachsen zu erkennen. Die Arbeit ist ein Selbsterkenntnisprozeß, bei dem ich veraltete und oberflächliche Denk- und Verhaltensmuster ablegen kann.

Wir arbeiten an uns selbst, um anderen zu helfen, und wir helfen als Möglichkeit, um an uns selbst zu arbeiten. (Ram Dass)

---

[4] Ram Dass: Wie kann ich helfen? Sadhan, Berlin, 1988.

Je mehr wir an uns selbst arbeiten, an unseren Hindernissen, unseren Enttäuschungen, unserem Ärger, unsere Wut und unseren persönlichen Verletzungen, desto mehr werden wir offener und freier für den anderen, aber auch für uns selbst. Wir können den anderen eher sehen als denjenigen, der er ist. Unsere Begegnung ist nicht durch Eigenes verstellt. So kann sich unser Mitgefühl, unsere Fähigkeit zu lieben, erweitern.

Hingabe an sich selbst

• Was heißt Hingabe an sich selbst? Welche Momente der Hingabe an sich selbst kennen Sie?

Der Gedanke, sich an sich selbst hinzugeben, ist für manche Menschen beinahe verboten: Ich darf ganz allein ich selbst werden, ich darf mich mir selbst zuwenden? Dabei ist die Hingabe an uns selbst eine Grundvoraussetzung, um sich einem anderen Menschen, einem Geschehen hingeben zu können. Liebe, Mitgefühl, Hingabe an den anderen setzt ein SELBST voraus, das einen festen Halt in sich hat und dadurch offen ist für die Hingabe an ein Du. *Liebe deinen Nächsten wie dich selbst.* Sonst helfen wir, um unser eigenes „inneres Loch" zu füllen, die Leere zu füllen. Wenn wir uns selbst lieben, Halt in uns haben, bleiben wir uns selbst treu, bleiben wir eigenständig, auch wenn wir uns einem anderen hingeben. Die Fähigkeit, mit sich selbst alleine sein zu können, ist Grundbedingung für die Fähigkeit, einen anderen Menschen zu lieben.

• Hingabe an mich selbst bedeutet, mir **Zeit für mich zu nehmen,** um meinem eigenen Rhythmus zu folgen, meine Bedürfnisse zu spüren und meine innere Stimme wahrnehmen zu können, in mich hineinzuhorchen. Ich nehme mir Zeit, schaffe mir einen inneren Raum, um mich meinen Gefühlen zuzuwenden und mich mit ihnen auseinanderzusetzen. Ich wende mich meiner Seele, meinem Körper zu, bin mir selbst nahe, sei es im Schmerz, in der Trauer oder im Glück.

Susanne Flehr, eine junge, an Leukämie erkrankte Frau, antwortet auf die Frage, was sie in ihrem Leben anders machen würde, wenige Wochen vor ihrem Tod:

„Ich denke, die Zeit, die man mit sich selbst verbringt, alleine, wo nichts passiert, wo kein Programm ist, wo man einfach mit sich ist, in Muße oder wie man das nennen will, daß das eigentlich die intensivste Zeit ist. Und daß das so – wenn ich jetzt so zurückgucke – die Momente waren, in denen ich das Gefühl hatte, da habe ich richtig gelebt, also da war ich richtig da. Wo nichts von außen war, kein Programm, keine Handlung, kein Tun, sondern einfach ein Da-Sein. Wenn ich doch jetzt noch mal Zeit hätte oder noch so ein Leben vor mir mit dem Wissen, das wäre für mich das Wichtigste. Einfach mir selber Raum geben, wo einfach nichts ist, wo ich einfach mit mir sein kann und dem, was um mich herum ist, Natur oder was auch immer.“ [5]

• Aus der Hingabe an mich selbst lerne ich, mich selbst, meinen Wert zu spüren. Ich gewinne eine gute Kraft der Selbstbehauptung.

• Hingabe an mich selbst heißt, auch mich mir selbst **mit einem guten Maß an Disziplin** zuzuwenden. Für mich bedeutet es zum Beispiel, mir morgens regelmäßig die Zeit für Hatha-Yoga und Zeit der Stille zu reservieren. Ich meine hier Diziplin nicht im negativen Sinne, den wir vielleicht mit dem Wort leicht verbinden, sondern als Hilfe, mich mir selbst zuzuwenden. Die Regelmäßigkeit macht es mir dann leichter.

• Hingabe an mich selbst bedeutet, **meine eigenen Grenzen zu akzeptieren**. Dabei hilft es mir, mich nicht mit anderen zu vergleichen, wie gut oder wieviel sie leisten können, sondern mir den inneren Satz zuzusprechen: Ich tue das mir mögliche und bin so angenommen.

---

[5] Susanne Flehr: Abschied vom Leben. Goldmann, München, 1991.

Folgende Sätze und Gedanken erinnern mich immer wieder daran:

- *Dienet einander, ein jeglicher mit der Gabe, die er empfangen hat (1. Petrus 4,10).*
- *Diene den Menschen so gut du kannst, aber identifiziere dich nicht mit ihrem Leid (Anandamayi ma). Wir geben, was wir zu geben haben und vertrauen auf Gott.*
- *Ich bin nicht auf der Welt, um die Erwartungen anderer zu erfüllen.*

Auch das Zitat von Mutter Theresa bestärkt mich:

„Wenn man sich der Arbeit, die einem anvertraut ist, wirklich hingibt, dann muß man sie mit ganzem Herzen tun. Und man kann Heil nur bringen, wenn man aufrichtig ist und wirklich mit Gott arbeitet. Es kommt nicht darauf an, wieviel wir tun, sondern wieviel Liebe, wieviel Aufrichtigkeit, wieviel Glauben wir in unser Tun legen. Es ist gleich, was wir tun.

Was Sie tun, kann ich nicht tun. Und was ich tue, können sie nicht tun. Aber wir alle tun, was Gott uns zu tun aufgetragen hat. Wir vergessen es nur manchmal und verbringen mehr Zeit damit, auf jemand anderen zu schauen und zu wünschen, anderes zu tun."

• Hingabe an mich heißt damit auch, mir bewußt zu werden und zu akzeptieren, daß ich auch schuldig werde. Ich werde nie allen Menschen helfen können – durchs Tun und auch durchs Nichtstun: Ich werde schuldig.

Mitgefühl – Mitleid

Ich möchte hier zuerst den Unterschied dieser beiden Begriffe deutlich machen:

Mitleid bedeutet für mich, daß wir uns entweder so sehr mit in das Leid des anderen fallen lassen, daß wir selber gar keinen Weg mehr sehen und uns beschwert fühlen. Wir identifizieren uns dann mit dem Leid, mit dem Schmerz des anderen und sind genauso hilflos wie der andere. Oder wir *bemitleiden* den anderen, das heißt wir bedauern den anderen in seinem Schmerz, aber schaffen auch gleichzeitig eine Distanz zu ihm. Der andere ist der „Arme", der „Kranke", der „Leidende" – der andere ist der Minderwertige und wir der „Gesunde", der „Gute", der „Helfende". So versteckt sich manchmal auch Arroganz im Mitleid. Wir bewerten den anderen mit unserem Maßstab.

In einer Untersuchung von P. Herschbach war Mitleid der Hauptgrund, bei der Arbeit auszubrennen.

Im Mitgefühl empfinden wir **mit dem** anderen, identifizieren uns aber nicht mit dem anderen. Hingabe an den anderen bedeutet Liebe und Mitgefühl. In der Hingabe an den anderen hören unsere Urteile, unser mentales Geplapper auf. Wir sind mit unseren Gedanken ganz bei der anderen Person. Dadurch sind wir in einem Zustand geistiger Konzentration oder Meditation, wodurch uns wiederum hilfreiche Einsichten zuströmen. Wir berühren durch diese Konzentration eine Quelle besonderen Potentials, zu der wir nicht immer Zugang haben. Durch eine ruhige und klare Bewußtheit erweitert sich unsere Perspektive.

Um nicht mit dem anderen im Leid zu versinken, sondern mit ihm mitzuempfinden, ist Vertrauen nötig. Ich höre den anderen, ich verstehe ihn, weiß vielleicht auch in dem Moment, in dem ich zuhöre, keinen Weg, aber ich vertraue, daß es **da eine größere Kraft** geben wird. Wir verlassen uns auf die Stimme in unserem Inneren. Wir öffnen uns dem anderen mit einem Geist, der lauscht, und einem Herzen, das durch seine Liebe tröstet und durch seine Güte Türen öffnet.

Ich möchte Ihnen an dieser Stelle die Erfahrung einer Krankenschwester auf der Intensivstation mitteilen:

„Hier auf der Intensivstation für Neugeborene siehst du unbeschreibliche Schönheit und unerträglichen Schmerz. Und

du mußt dir darüber klarwerden, wie du beides miteinander verbindest. Durch den Gebrauch neuer Maschinen und die Einführung außergewöhnlicher, medizinischer Maßnahmen wurde einigen von uns bewußt, wieviel Distanz wir zwischen uns und den Kindern herstellen. Aber selbst zu den Zeiten, als die Apparaturen noch nicht da waren, gab es die Tendenz, sich auf Distanz zu halten und unpersönlich zu bleiben – und wir wußten eigentlich schon da, daß es weder für die Kinder noch für uns gut war.

Dann begann eine Gruppe von uns, miteinander darüber zu sprechen und unseren Gefühlen Ausdruck zu verleihen. Wir beschlossen, daß wir den Kindern näher sein wollten und daß wir einander dabei stützen würden, wenn es zu hart käme und unsere eigene Kraft nicht mehr ausreichte. Je mehr wir uns öffneten, desto natürlicher wurde es für uns, die Babys im Arm zu halten, wenn die Zeit ihres Sterbens sich näherte. Es war nicht so, daß wir uns formal dazu entschlossen, sondern vielmehr die Tatsache, daß wir dazu in uns eine Bereitschaft verspürten. So lösten wir sie am Ende von den Anschlüssen an den Monitoren und hielten sie in einem Schaukelstuhl sitzend in unseren Armen. Wir saßen mit ihnen in ihren letzten Momenten.

Es zerreißt dich innerlich fast, denn du spürst manchmal, wie sie fortgehen, wenn du sie hältst. Und es ist ein ganz anderer Tod! Auf den Monitoren wird er als Gehirntod registriert. In deinen Armen spürst du das Ausklingen ihres Herzens und ihres Atmens.

Es ist so – wie soll ich sagen – ergreifend. Du spürst gleichzeitig alle möglichen Dinge: Schreckliche Traurigkeit, weil du dich an das Kind gewöhnt hast, aber zugleich auch ein Frohsein, daß sein Leiden gleich zu Ende sein wird. Vielleicht spürst du auch Zorn auf die Welt, auf Gott, auf jene nicht definierbare Kraft, die das zuläßt. Und du spürst so viel Mitempfinden für die Eltern und dann so etwas wie Ehrfurcht oder Erstaunen, so als gäbe es eine Erklärung für all das, was du nicht begreifst. Auch Geduld fühlst du, und daß die Dinge mit der

Zeit größere Klarheit bekommen werden, und Gemütsruhe, weil du das Beste tust, was dir möglich ist, und Demut, weil du einem solchen Moment beiwohnen darfst. Das alles spürst du oft gleichzeitig.

Du sitzt da mit diesen Gefühlen, und du sitzt mit dem Kind. Du erkennst sogar, daß du zum Wohl des Kindes dasitzt. Du tust es für dich selbst, um ruhig zu bleiben. Doch es ist auch die letzte Handlung, die du für die Babys vollbringen kannst. Du gibst ihnen den Frieden, den auch immer du erlangt hast. Das erschafft eine solche Intimität, wie sie mit Worten kaum auszudrücken ist. Du bist ihnen so nahe.

Es ist unerträglich und wunderschön zugleich. Woher kommt das? Es ist, als wenn der Teil von dir, der bei ihnen ist, in Stücke zerrissen wird. Aber der Teil von dir, der das alles zu verstehen sucht … nun, für den ist es schön, weil er sieht, was wir in der Gegenwart großen Schmerzes füreinander sein können, und daß wir das Leben nicht zu verneinen brauchen, selbst in den letzten Augenblicken nicht. Besonders dann nicht."[6]

Mitgefühl heißt auch, daß ich der **Kraft des anderen** vertraue. Wir müssen also nicht Antworten parat haben, müssen nicht wissen, was zu tun ist. Es ist beinahe so, als ob unser Mitgefühl Weisheit erzeugt, die ihren eigenen Weg durchs Dunkel findet. Wir erfahren dann staunend, daß der andere vielleicht etwas Wichtiges erkennt, was er vorher nicht gesehen hat, oder daß er durch unser Mitempfinden wieder seine Kraft findet, den Weg weiterzugehen. Dies bedeutet, Achtung und Ehrfurcht vor der inneren Weisheit des anderen zu haben. Carl Rogers, der Begründer der personenzentrierten Psychologie, beizeichnet sie als die Selbstaktualisierungstendenz.

Michael Ende drückt dies sehr schön in seinem Buch Momo aus:

„Was die kleine Momo konnte wie kein anderer, war zuhören. Das ist doch nichts Besonderes, wird nun vielleicht

---

[6] Ram Dass: Wie kann ich helfen. Sadhana, Berlin, 1988.

mancher Leser sagen, zuhören kann doch jeder. Aber das ist ein Irrtum. Wirklich zuhören können nur ganz wenige Menschen. Und so wie Momo sich aufs Zuhören verstand, war es ganz und gar einmalig.

Momo konnte so zuhören, daß dummen Leuten plötzlich sehr gescheite Gedanken kamen. Nicht etwa, weil sie etwas sagte oder fragte, was den anderen auf solche Gedanken brachte, nein, sie saß nur da und hörte einfach zu, mit aller Aufmerksamkeit und aller Anteilnahme. Dabei schaute sie den anderen mit ihren großen, dunklen Augen an, und der Betreffende fühlte, wie in ihm auf einmal Gedanken auftauchten, von denen er nie geahnt hatte, daß sie in ihm steckten. Sie konnte so zuhören, daß ratlose oder unentschlossene Leute auf einmal ganz genau wußten, was sie wollten. Oder daß Schüchterne sich plötzlich frei und mutig fühlten. Und wenn jemand meinte, sein Leben sei ganz verfehlt und bedeutungslos und er selbst nur irgendeiner unter Millionen, einer, auf den es überhaupt nicht ankommt, und er ging hin und erzählte alles das der kleinen Momo, dann wurde ihm, noch während er redete, auf geheimnisvolle Weise klar, daß er sich gründlich irrte, daß es ihn, genauso wie er war, unter allen Menschen nur ein einziges Mal gab und daß er deshalb auf seine besondere Weise für die Welt wichtig war.

So konnte Momo zuhören!"[7]

Was kann uns helfen, das Gleichgewicht von Hingabe an uns selbst und Hingabe an den anderen zu halten?

Zunächst werden wir, so glaube ich, immer wieder aus dem Gleichgewicht fallen. Dieses Suchen und Finden des Gleichgewichts ist ein Teil unseres Lebensweges. Wir werden mal mehr auf der einen Seite stehen und dann wieder auf der anderen.

[7] Michael Ende: Momo, Thienemann, Stuttgart.

Wichtig ist es, daß wir uns dies nicht als Versagen, als Fehler anrechnen, mit uns hadern, das Gefühl haben: „Das lerne ich doch nie" – **sondern mit uns Verständnis haben**. Denn machen wir uns starke Vorwürfe, so nehmen wir uns dadurch eher die Kraft und den Mut, neu zu beginnen. Es ist wichtig, daß wir mit uns selber milde verfahren – nicht nur Mitgefühl mit anderen haben, sondern auch mit uns selbst und unseren sogenannten Fehlern. Wir werden immer wieder stolpern, fallen, uns verlieren, und wir werden lernen, uns immer wieder zu erheben und neu zu beginnen.

Auch ich halte oft das Gleichgewicht nicht ein, manchmal weil ich es nicht spüre, manchmal weil ich es liebe, an die Grenze zu gehen oder versuche, sie zu überschreiten. Manchmal habe ich auch ein fremdes und wohl auch idealisiertes Bild von mir: Ich sehe und wünsche mich sehr viel leistungsfähiger und selbstloser, als ich wirklich bin. Manchmal merke ich, daß ich aus einer Reserve schöpfe, die ich eigentlich nicht angreifen dürfte, ein andermal merke ich es an einer tiefen Erschöpfung. Und auch die Erfahrung der Erschöpfung ist wichtig. Sie ist nicht leicht auszuhalten, aber sie führt mich immer wieder zu mir selbst.

Folgende Gedanken helfen mir bei meinem Bemühen, das Gleichgewicht zu halten:

• **Wenn ich meine Grenzen einhalte, weiten sie sich eher.** Wenn ich meine Grenze überschreite, werde ich danach oftmals weiter zurückgeworfen, da ich so erschöpft bin. Wenn ich sie respektiere, habe ich meinen ganzen Raum zur Verfügung. Dies ist mir besonders im Hatha-Yoga bewußt geworden: Wenn ich beim Üben vor der Schmerzgrenze einhalte und mich mit dem Atem in die Dehnung hingebe, dann komme ich „weiter", als wenn ich die Schmerzgrenze übegangen hätte und hinterher die Musklen steif und hart sind.

• Es wird immer wieder Momente der Erschöpfung geben. Ich will sie nicht als Feind oder mein Versagen sehen, sondern eher als weisen Regulator, daß ich zuviel gemacht habe und nicht soviel machen soll. Eigentlich dient die Erschöpfung dazu, das Gleichgewicht wiederherzustellen. Die Erschöpfung wird so für mich auch zu einem Führer für die innere Arbeit. In den Zeiten der Erschöfpung erinnere ich mich oft an folgendes Zitat von Rilke:

„Ich habe mich oft gefragt, ob nicht gerade die Tage, die wir gezwungen sind, müßig zu sein, diejenigen sind, die wir in tiefster Tätigkeit verbringen? Ob nicht unser Handeln selbst, wenn es später kommt, nur der letzte Nachklang einer großen Bewegung ist, die in untätigen Tagen in uns geschieht? Jedenfalls ist es sehr wichtig, mit Vertrauen müßig zu sein, mit Hingabe, womöglich mit Freude.“[8]

• Eine weitere Möglichkeit, das Gleichgewicht von Hingabe an mich selbst und Hingabe an den anderen herauszuspüren, ist die **Haltung des inneren Zeugen**. Es ist eine innere Haltung, durch die wir einfach das anerkennen, *was ist*, ohne uns selbst oder andere zu beurteilen. Der innere Zeuge kann uns helfen, unsere eigenen Erwartungen, Motive und Bedürfnisse zu erkennen. Wir sind dann unseren Gefühlen oder Erwartungen anderer Menschen nicht ausgeliefert, sondern nehmen einfach nur wahr: Vielleicht erkennen wir unsere Ungeduld, wie wir andere beeinflussen wollen, vielleicht unsere Sehnsucht nach Anerkennung, unser Verletztsein, wenn wir die Anerkennung nicht bekommen, unsere Zweifel an uns selbst … Wir verlieren uns aber nicht in diesen Gedanken und Gefühlen, sondern nehmen sie erst einmal nur wahr und werden damit freier in unseren Handlungen. Wir sind nicht mehr so von unseren Gedanken bestimmt, sondern können entscheiden. Wir werden frei von unser Verhaftung an Anerkennung. Wir können uns dann auch fragen: Habe ich wirklich geholfen? War es hilfreich oder habe ich mich von anderen Motiven leiten lassen? Durch die innere Haltung des Beobachters kann ich mir selbst gegenüber

---

[8] Rainer Maria Rilke: Lektüre für Minuten. Insel, Frankfurt, 1988.

ehrlicher werden. Wir können diese Haltung durch die Praxis der Entspannung und Meditation lernen.

• Manchmal tun wir zuviel, weil der von uns erwünschte Effekt noch nicht erreicht ist, und verlieren uns dadurch. Vielleicht hilft uns die Haltung: Wir tun das, was uns im Moment möglich ist, **aber die Ergebnisse unseres Tuns liegen nicht mehr in unser Hand.** Wir wissen nicht, welche Bedeutung ein sogenannter Erfolg oder Nichterfolg hat. Vielleicht können wir von beidem lernen.

• Die Gewißheit, daß ich nicht für alles verantwortlich bin, hilft das Gleichgewicht herzustellen. Wir tun das für uns mögliche und geben die weitere Verantwortung an Gott ab. **Wir müssen nicht alle Lasten der Welt mittragen.**

• Das **Vertrauen auf die göttliche Kraft** hilft uns, uns auch von dem Gefühl der persönlichen Urheberschaft unseres Helfens zu trennen und mit einem guten Maß an Demut zu dienen. Wir sind nicht die Macher! Wir sind dann auch nicht mit der Rolle des Helfers identifiziert.

• **Helfen ist keine Einbahnstraße.** Die Begriffe Helfer und Hilflose schaffen Distanz und Polarität. Helfen und Hilfe annehmen ist ein Prozeß, in dem wir zu verschiedenen Zeiten je nach unseren Nöten einen unterschiedlichen Platz im Zusammensein mit unterschiedlichen Menschen einnehmen.

Vielleicht ist es wichtig, uns immer wieder zu fragen, wieviel und was wir auch beim Helfen empfangen können. Dann sind wir nicht nur die tollen selbstlosen Geber, sondern im Helfen bekommen wir auch viel geschenkt. Es ist ein Wechsel.

• Wir sind hier, um aus der **Illusion des Getrenntseins** zu erwachen.

• Das Gleichgewicht ist kein starrer Zustand, sondern ein **Prozeß,** in dem wir immer mal auf der einen Seite und dann auf der Seite stehen werden.

Ich möchte mit einem Erfahrungsbericht aus dem Buch von Ram Dass enden. Er spiegelt die Harmonie von Hingabe an sich selbst und Hingabe an den anderen:

„Auf der Informationstafel in der Haupthalle des Krankenhauses, in dem ich arbeite, hing ein Zettel mit folgender Aufschrift: ‚Yeshe Dhonden wird am 10. Juni um sechs Uhr morgens die Visite zu den Patienten begleiten.' Es folgten noch weitere Einzelheiten und darunter diese Information: ‚Yeshi Dhonden ist der Leibarzt des Dalai Lama.'

Ein kurzgewachsener, goldfarbener Mann, gekleidet mit einer ärmellosen, safrangelb-hellbraunen Robe. Sein Kopf ist kahlgeschoren. Er verneigt sich vor uns zum Gruß, während ihn sein junger Dolmetscher vorstellt. Yeshi Dhonden, so wird uns erläutert, wird eine Patientin untersuchen, die von einem Mitglied des Krankenhauspersonals ausgesucht worden ist. Die bisherige Diagnose ist weder Yeshi Dhonden noch uns Anwesenden bekannt. Uns wird weiterhin vom Dolmetscher mitgeteilt, daß Yeshi Dhonden sich während der letzten beiden Stunden durch Baden, Fasten und Beten vorbereitet hat. Ich, der ich gut gefrühstückt, mich nur sehr unbedacht gewaschen und meiner Seele überhaupt keine Zuwendung dargebracht habe, schiele zu meinen Kollegen links und rechts neben mir. Plötzlich scheinen wir in meinen Augen eine tolpatschige, etwas schmuddelige Meute zu sein.

Die Patientin ist früh geweckt worden, und man hat ihr mitgeteilt, daß sie von einem ausländischen Arzt untersucht werden wird. Sie scheint schon seit sehr langer Zeit jenen Blick angenommen zu haben, der oft eine chronische Erkrankung begleitet und der Schicksalshingabe und Resignation ausdrückt. Yeshi Dhonden geht zur Seite des Bettes, während wir anderen aus dem Hintergrund zuschauen. Lange Zeit schaut er auf die Frau, ohne sich dabei auf irgendeinen Teil ihres Körpers zu fixieren. Er vermittelt eher den Eindruck, er schaue auf einen Bereich, der über der Oberfläche ihres Körpers liegt. Auch ich betrachte die Frau. Ich erkenne kein physisches

Merkmal oder auffallendes Symptom, das mir einen Hinweis auf die Art ihrer Erkrankung geben könnte.

Endlich nimmt er ihre Hand, indem er sie mit seinen beiden umschließt und hebt. Jetzt beugt er sich über das Bett in einer Art von verneigender Haltung, wobei er seinen Kopf teilweise in den Kragen seiner Robe zurückgezogen hat. Während er nach dem Puls sucht, sind seine Augen geschlossen. Sehr schnell hat er den entsprechenden Punkt in ihrem Handgelenk gefunden. In der nächsten halben Stunde verharrt er in dieser Position über der Patientin wie ein exotischer, goldener Vogel mit eingezogenen Schwingen ruhend, dabei den Puls der Frau unter sich fühlend, während ihre Hand in der seinen liegt. Es scheint, als sei die gesamte Kraft dieses Mannes auf diesen einen Zweck ausgerichtet. Es ist ein Pulsfühlen, das zu einem Ritual emporgehoben ist. Vom Fußende des Bettes, an dem ich stehe, sieht es so aus, als wären er und die Patientin in einen Bereich der Isolation gerückt, der von einem unüberwindbaren Raum umgeben ist. Von Zeit zu Zeit erhebt die Frau ihren Kopf, um die seltsame Gestalt anzuschauen. Dann läßt sie ihren Kopf wieder auf dem Kissen ruhen. Ihre beiden Hände, die in einem Austausch verbunden sind, der exklusiv und intim ist, kann ich nicht genau sehen. Seine Fingerspitzen scheinen die Stimme ihres kranken Körpers zu empfangen, die durch den Rhythmus und das Pulsieren an ihrem Handgelenk ausgesandt wird. Plötzlich bin ich neidisch – nicht auf ihn, Yeshi Dhonden, wegen seines Beschenktseins mit Schönheit und Heiligkeit, sondern auf sie. So möchte ich gehalten, berührt, angenommen werden. Und ich weiß plötzlich, daß ich, der ich schon hunderttausend Pulse gemessen habe, nicht einen einzigen gefühlt habe.

In der ganzen Zeit ist kein Wort gefallen.

Als er sich der Tür nähert, hebt die Frau ihren Kopf und ruft ihm mit einer sowohl eindringlichen als auch gelassenen Stimme zu: ‚Vielen Dank, Doktor.' Sie berührt dabei mit ihrer anderen Hand den Bereich an ihrem Handgelenk, den er berührt hat, als ob sie dabei etwas von dem zurückholen möchte, das dort soeben noch verweilt hatte. Yeshi Dhonden wendet sich einen Augenblick lang um, um sie anzuschauen – dann tritt er in den Korridor hinaus. Die Visite ist zu Ende."[9]

Daniela Tausch-Flammer

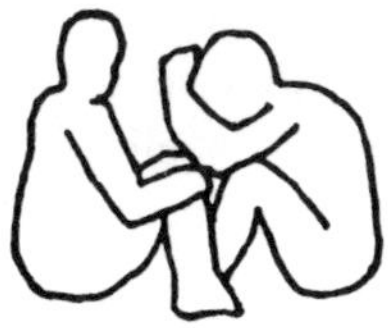

[9] Ram Dass: Wie kann ich helfen? Sadhana, Berlin, 1988.

Menschen, die sich vom Leben und ihren menschlichen Bindungen lösen, um sich ins Sterben einlassen zu können, haben häufig das Bedürfnis, zu vergeben und Vergebung zu erhalten. In diesem Prozeß kommt dem Begleitenden oft die Rolle eines Vermittlers zwischen nicht ausgesöhnten Menschen zu. Damit ist, auch für den Begleitenden, die eigene Auseinandersetzung mit dem Thema Schuld und Vergebung von großer Bedeutung.

5. Ent-Schuldigung
Vom Sinn des Vergebens

Seit einigen Jahren beschäftige ich mich intensiv damit, wie Menschen schwere Streßbelastungen, Verluste und seelische Verletzungen bewältigen und seelisch gesund bleiben können.

In Seminaren, Gesprächen und Untersuchungen fiel mir zunehmend auf: Viele Menschen fühlen sich längere Zeit durch Handlungen oder Worte anderer tief verletzt. Sie machen anderen Vorwürfe für das, was ihnen geschah oder angetan wurde. Sie empfinden Gefühle von Bitterkeit, Ablehnung, Haß und Spannungen. Oder sie beschuldigen sich selbst wegen gemachter Fehler oder Unterlassungen und fühlen sich schlecht dabei. Sie können oder wollen anderen oder sich selbst nicht vergeben.

Derartige Schuldzuweisungen, unangenehme Gefühle und Schwierigkeiten des Vergebens fand ich häufiger bei Trennung oder Scheidung vom Partner. „Seit sechs Jahren bin ich geschieden. Ich kann und will meinem Ex-Mann nicht vergeben, daß er uns völlig an Leib und Seele zerschunden zurückließ. Ich glaube, es ist Haß! Ohne Vergebung! Niemals!"

In Gesprächen mit jungen Menschen, besonders mit Studierenden, fiel mir auf, daß manche ihren Eltern vorwarfen, daß diese die Schuld an ihrem jetzigen Unglücklichsein, an ihrer sogenannten Neurose oder Depression hätten.

Bei unseren Befragungen über die Begleitung Sterbender ergab sich:

Etliche litten seit langem unter Schuldgefühlen, daß sie sich z. B. nicht genug um sterbende Angehörige gekümmert hatten; sie konnten sich dies selber nicht vergeben.[10] Andere beschuldigten das medizinische Personal, sterbende Angehörige falsch oder lieblos behandelt zu haben. Eine Frau schrieb mir: „So gerne hätte ich meiner Mutter in den Wochen und Tagen des Sterbens geholfen. Aber die Tabuisierung des Sterbens durch die Krankenhausärzte machte das nicht möglich. Sie sagten meiner Mutter nicht, daß ihre Krankheit unheilbar sei. Sie machten ihr bis zum Schluß Hoffnungen. Und sie quälten sie, obwohl alles aussichtslos war, mit Medikamenten und Intensivstation. So konnte ich nie mit meiner Mutter darüber sprechen. Wahrscheinlich hat sie die Ängste und Schmerzen in sich hineingefressen. Das alles kann ich den Ärzten nicht verzeihen. Niemals!"

Meine Augen wurden so allmählich offener dafür, daß hier ein sehr großer Bereich seelischer Belastungen vorliegt: 1. Wir fühlen uns von anderen verletzt und beeinträchtigt, halten andere für schuldig und sind erfüllt von Verbitterung, Enttäuschung und negativen Gefühlen. 2. Wir selbst machen Fehler; andere Menschen fühlen sich dadurch verletzt, machen uns Vorwürfe, fühlen sich beeinträchtigt. Und wir fühlen uns schuldig für das, was wir getan haben.

Selten wird die Möglichkeit gesehen, durch Vergeben zu einer wesentlichen Minderung der seelischen Schmerzen zu kommen. Einen Hinweis auf diese Möglichkeit fand ich im Buch meiner verstorbenen Lebensgefährtin Anne-Marie[11]: „Mir

---

[10] Tausch, Anne-Marie u. Tausch, Reinhard: Sanftes Sterben. Rowohlt, Reinbek b. Hamburg, 1985.

[11] Tausch, Anne-Marie: Gespräche gegen die Angst. Rowohlt, Reinbek, 1987.

liegt viel daran, in diesem Zusammenhang den seelischen Vorgang des Verzeihens anzusprechen. Ich habe immer wieder in Gruppengesprächen erlebt, daß Menschen Jahre, ja ihr Leben lang nicht verzeihen können. Sie selbst tragen schwer an den seelischen Wunden, die ihnen ihrem Erleben nach durch andere zugefügt worden sind. Diese Wunden heilen nicht, weil der Haß immer wieder in ihnen aufflammt. (...) Ich denke, es ist wichtig, auch die kleinen Verletzungen des Alltags zu verzeihen, damit wir innerlich heil bleiben; denn wenn wir immer Vorbehalte oder Vorurteile gegenüber einem anderen haben, reduzieren wir uns selbst, engen uns ein. Wir vergeben die Chance, uns mit anderen und mit uns selbst auszusöhnen."

So wurde mir die Wichtigkeit des Vergebens deutlicher. Um so verwunderlicher fand ich es, daß ich zuvor noch niemals eine Untersuchung über das Vergeben in einer internationalen Fachzeitschrift gefunden hatte. Auch in den wissenschaftlichen Lehrbüchern der Psychologie wird dieser seelische Vorgang fast nie erwähnt.

Diese weitgehende Ignorierung des Vergebens in der Psychologie und Psychotherapie ist erstaunlich. Denn in der bei uns weithin verbreiteten christlichen Religion, im Neuen Testament, hat das Vergeben eine wesentliche Bedeutung: „Vergebt, so wird euch vergeben. „Richtet nicht, so werdet ihr auch nicht gerichtet (Lk 6,37). „Und vergib uns unsere Schuld, wie wir unseren Schuldigern vergeben (Mt 6,12). Ist diese ethisch-soziale Botschaft des Religionsbegründers Jesus unrealistisch, weltfremd? Oder ist es eine tiefe Weisheit, die unmittelbar der seelischen Lebensbewältigung und dem befriedigenden Zusammenleben von Menschen dient? Zu dieser Vermutung kam ich im Zusammenhang mit unseren Untersuchungen über die persönlichen Gottes-Vorstellungen von Menschen.

Was ist Vergeben?

Wenn wir anderen vergeben, findet in uns eine Änderung von Gedanken, wahrgenommenen Bedeutungen und Einstellungen zu der Person oder dem Ereignis statt, durch welche wir uns verletzt, eingeschränkt und beeinträchtigt fühlen.

Schuldzuweisungen, Anklagen, Wunsch nach Vergeltung, Bestrafung oder Rache treten in den Hintergrund oder erfolgen nicht mehr.

Vergeben bedeutet ein Ent-Schuldigen, die Befreiung eines anderen von einer Schuld. Eine erlittene Verletzung oder Beeinträchtigung wird dem anderen nicht mehr angerechnet, das Ereignis wird nicht nachgetragen, sondern es wird als abgeschlossen und vergangen angesehen. Des öfteren wird das frühere Beziehungsverhältnis wieder hergestellt.

Das Ereignis wird jedoch nicht ignoriert, „verdrängt oder vergessen", sondern durchaus genau wahrgenommen und erinnert; aber es wird wenig oder gar nicht verurteilt, negativ bewertet.

Beim Vergeben finden intensive innere Selbstgespräche in einem Menschen statt. Es ist eine kognitive (mentale, gedankliche) Bewältigung eines Ereignisses, das zunächst Enttäuschung, Wut, Ärger, Verletzung und seelische Schmerzen in einem Menschen auslöste.

Die Schwierigkeiten beim Vergeben sind verständlich. Bei der Erinnerung und den Gedanken an das verletzende Ereignis treten die negativen Gefühle von Haß, Ärger, Wut und Verletzung wieder in das Bewußtsein. Und diese Erinnerungen an das Ereignis und diese gegenwärtigen Gefühle sind gegensätzlich zu der Bereitschaft, nicht gegen jemand gerichtet zu sein und ihm keine Schuld mehr zu geben.

Ist dagegen eine Änderung der Gedanken zu dem Ereignis oder zu der verletzenden Person eingetreten, werden sie in einer anderen Bedeutung gesehen, dann ändern sich damit unmittelbar auch die Gefühle: Haß, Wut, Feindseligkeit und seelische Schmerzen werden wesentlich geringer und fallen fort.

Zwei Arten des Vergebens sind möglich: anderen vergeben,

sie von Schuld und Vorwürfen befreien. Uns selbst vergeben, uns selbst von Schuld befreien für Fehler oder Unterlassungen der Vergangenheit.

Es ist nicht notwendig für die Befreiung von negativen Gefühlen, daß wir einem anderen mitteilen, daß wir ihm vergeben oder verzeihen. Häufig lebt ja der andere nicht mehr, dem wir vergeben, oder wir können ihn nicht erreichen. Entscheidend ist, daß wir dem anderen *innerlich* vergeben. Deshalb halte ich auch den Ausdruck „inneres Vergeben" für günstig.

Nach Auffassung der Befragten[12] ist eine Mitteilung über das Vergeben meist nur dann angemessen, wenn der andere sich im Gespräch mit uns befindet, seine Fehler einsieht oder/und um Verzeihung bittet. Sonst könnte Vergebung/Verzeihung von dem anderen als Anmaßung und Dominanz empfunden werden. Viele beschränkten sich auf die kurze Mitteilung, daß sie dem anderen wegen des Ereignisses keine Vorwürfe mehr machten und das Ganze für erledigt hielten. – Eine Folge des Vergebens ist häufig eine Versöhnung. Viele Menschen äußern, daß sie das Wort „Vergeben" bei schwerwiegenden Beeinträchtigungen oder Verletzungen gebrauchen würden. Für leichter zu bewältigende Schwierigkeiten und Verletzungen würden sie eher die Begriffe „Verzeihen", „Akzeptieren" und „Tolerieren" benützen. Ferner äußerten sie, daß Vergeben deutlich unterschiedlich sei von Vergessen oder Verdrängen.

Vergeben hat gewisse Gemeinsamkeiten mit dem Vorgang des Loslassens, des Nicht-Anhaftens[13]. Beim Loslassen gewinnen wir tiefere Einsicht in das Geschehen, bewerten es weniger oder gar nicht, geben Wünsche und Erwartungen an Personen und Ereignisse auf und akzeptieren die Realität. Loslassen ist bedeutsam etwa bei schweren Verlusten, bei Erkrankung (Loslassen der Gesundheit), bei der Aufgabe von Besitztümern. –

---

[12] Angela Harz: Diplomarbeit. Universität Hamburg: Fachbereich Psychologie, 1991.

[13] Reinhard Tausch: Hilfen bei Streß und Belastung. Rowohlt, Reinbek, 1996.

Ich vermute, daß Vergeben mehr die Beziehung zu einem anderen Menschen einschließt, aktiver ist als das Loslassen.

Die Zeitdauer, die Menschen zum Vergeben benötigen, ist unterschiedlich. Wieviel Bitterkeit, Haß und Verletztsein empfinden Menschen, wenn sie schwer vergeben können! „Verzeihen kann ich schwer, wenn mich jemand persönlich gekränkt hat und sich dann zurückzieht." – „Wenn eine Handlung oder eine Verletzung mich sehr getroffen hat, dann fühle ich mich noch über einen langen Zeitraum sehr unwohl." Eine Frau schreibt von einer tiefen Verletzung durch Untreue in der Partnerschaft, absichtliches Lügen und Vertrauensmißbrauch: „Eine tiefe Abwertung hat stattgefunden, von der ich annahm, daß sie mich als Schmerz nie mehr verlassen würde."

Die Zeitdauer zum Vergeben hängt noch von anderen Merkmalen ab, etwa von der empfundenen Schwere der Verletzung/Beeinträchtigung. Von außen betrachtet sehen manche Verletzungen eher geringfügig aus, aber entscheidend ist, wie der Betreffende sie empfindet. „Wenn jemand, der mir sehr nahe steht, meinen Geburtstag vergißt, bin ich tief verletzt, fühle mich traurig, fast depressiv und kann dies nicht vergeben." – Ferner hängt die Zeitdauer ab von Merkmalen, die in den folgenden Kapiteln als Erschwerung bzw. Erleichterung des Vergebens genannt sind. Entscheidend zur Verkürzung kann beitragen, daß der andere sich für sein Verhalten entschuldigt und eine Änderung des Verhaltens zusagt.

Es ist auch möglich, daß Menschen sich tief beeinträchtigt fühlen durch andere, obwohl dies bei vernunftgemäßer Betrachtung irrational erscheint. So las ich kürzlich folgende Äußerung: „Ich erinnere mich noch, wie ich meine Eltern dafür verdammte, daß sie Juden waren, denn, wenn das nicht der Fall gewesen wäre, hätte ich so sein können wie die anderen und hätte keine antisemitischen Angriffe aushalten müssen." Beeindruckt bin ich auch des öfteren, wenn erwachsene Kinder ihre Eltern für Geschehnisse beschuldigen, die nicht in der Möglichkeit oder Verantwortung der Eltern lagen.

Vielleicht ist es eine Neigung von Menschen, bei innerer

Unzufriedenheit und seelischen Schwierigkeiten einen Grund dafür in anderen zu suchen; das mag ihnen eine gewisse Entlastung geben, sie sind nicht für sich selbst verantwortlich.

Warum vergeben Menschen?

1. Aus mitfühlender Zuwendung, aus Liebe zu dem anderen, um ihm etwas Gutes zu tun, indem sie ihn von Schuldgefühlen befreien.
2. Eine gestörte Beziehung soll wiederhergestellt werden, der Kontakt soll wiederaufgenommen werden. Eine Frau, 31: „Es hat den Sinn, miteinander und mit mir selbst auskommen zu können. Ich kann mich nicht als Richter aufführen. Ich verwende meine Energien lieber in sinnvoller Weise, als ständig nachtragend zu sein, was zu nichts führt." – „Ohne Vergeben würde es keinen Frieden in den Beziehungen miteinander geben."
3. Menschen vergeben anderen, um selber in Harmonie zu leben, um nicht von Gefühlen des Ärgers, der Wut, des Hasses und der Bitterkeit erfüllt zu sein. „Vergeben bringt mir Erleichterung, macht mich froh. Ich fühle mich wohler, ich spüre Liebe. „Wenn ich im Konflikt mit anderen bin, dann beschwert dies mein Herz, Geist und Sinn; mein seelisches Wohlbefinden ist gestört. Und das des anderen möglicherweise auch. So mache ich dem anderen und auch mir selbst eine Freude; das Alltagsleben wird wieder hell. „Wenn ich nicht vergebe, leide ich. Ohne Vergeben könnte der Haß nicht aufhören.

Was erschwert das Vergeben?

Verschiedene Vorgänge und Bedingungen können das Vergeben erschweren, so daß Menschen noch längere Zeit anklagen und verurteilen sowie Ärger, Wut und Verletzung empfinden:

Fehlende Bereitschaft, kein Wunsch zum Vergeben. „Ich möchte meinem Mann manche Situationen und seine Reaktionen nicht vergessen. Das hat mich zutiefst verletzt, es macht mich traurig. Ich möchte ihm nicht verzeihen." Ein Mann: „Ich bin zurückhaltend und stur. Ich denke nach, wie *ich* den anderen Menschen auch verletzen kann. Vergeben gelingt mir nur schwer."

Durch häufige Gedanken und Erinnerungen an das Ereignis werden immer wieder negative Emotionen wie Haß, Erniedrigung, Demütigung u. a. hervorgerufen. „Ich habe tagelang an nichts anderes denken können, ich fühlte mich hintergangen, betrogen, erniedrigt, zutiefst beleidigt."

Die bei der Erinnerung an die Verletzung immer wieder auftretenden Gefühle mindern die Bereitschaft zu vergeben und die Fähigkeit, das Ereignis in anderer Bedeutung zu sehen. „Solange wir Vorwürfe, Haß oder Verbitterung in uns kultivieren oder zulassen, werden wir selbst innerlich nicht frei."

Der Wunsch, über andere zu dominieren, ferner Stolz, Recht haben zu wollen, Macht über andere auszuüben, vermindern die Bereitschaft und die notwendige Änderung seelischer Vorgänge zum Vergeben, z. B. sich in die Situation des anderen einzufühlen. „Vergeben wäre wie ein Gang nach Canossa für mich. Wie steht es dabei mit meiner Anerkennung? Ich will nicht erniedrigt werden!" – „Mir fällt es nie leicht, jemandem zu vergeben, da ich sehr tief in mir etwas abschneiden muß. Habe ich mich rechthaberisch verhalten, dann muß ich, wenn ich vergeben will, direkt etwas von meiner Art, die nicht so akzeptabel ist, zurücknehmen."

Die geringe Bereitschaft zur Vergebung hängt teilweise mit der Auffassung zusammen, Vergeben sei Ausdruck von Schwäche, Nachgiebigkeit und verminderter Selbstbehauptung. So schreibt die Soziologin Ursula Richter in der Ankündigung ihres Buches „Die Rache der Frauen"[14]: „Das Zusammenspiel von Verletzung und Rache bestimmt in gewisser Weise menschliches Dasein. Es ist eine der Triebfedern menschlichen

[14] Ursula Richter: Die Rache der Frauen. Formen weiblicher Selbstbehauptung. Kreuz-Verlag, Stuttgart 1991.

Handelns. (...) Dieses Buch soll zeigen, daß Frauen, die für erlittene Kränkungen Rache nehmen, sich selber einen guten Dienst erweisen. Wer sich rächt, züchtigt den einen und warnt den anderen. (...) Das Buch weckt Rachelust und macht ein lange unterdrücktes Gefühl akzeptabel."

Um den anderen kleinzuhalten, um sich zu schützen, wird von manchen Vergebung hinausgezögert oder vermieden. Ein Mann, ca. 40: „Nein, ich vergebe meiner Ex-Frau nicht. Solange ich nicht vergebe, habe ich sie gleichsam in der Hand. Ich kann sie kleinhalten, ich schütze mich vor ihr. So verhindere ich, daß sie mich ausnutzt oder mir wieder etwas Schlechtes antut. Würde ich vergeben, hätte ich kein Faustpfand mehr. Wir würden gleich miteinander stehen, und es bestünde wieder die Gefahr, daß ich ihr gegenüber untergehen würde. Manche meinen, daß sie dem anderen wehrlos ausgeliefert seien, wenn sie ihm vergeben würden, daß eine Wiederholung des verletzenden Verhaltens erfolgen wird."

Dabei ist es meines Erachtens durchaus möglich, dem anderen zu vergeben, jedoch ihn danach zu informieren über die zukünftigen Grenzen seines Verhaltens, um eine Wiederholung zu unterbinden. Vergeben bedeutet *nicht,* daß der andere einen Freibrief hat, sein beeinträchtigendes Verhalten zu wiederholen.

Menschen, die sich mit sich selbst unzufrieden fühlen und sich wenig akzeptieren können, neigen wahrscheinlich mehr dazu, andere zu beschuldigen, anzuklagen und können schwerer vergeben. Dabei kann mitspielen, daß sie sich selbst schwer vergeben können für ihre eigenen Anteile an dem verletzenden Ereignis, daß sie etwa bereit waren, mitzumachen, daß sie in der damaligen Situation zunächst etwas zuließen, obwohl sie es nicht wollten. „Ich bin ärgerlich auf mich, daß ich es damals hinnahm, wie er mich behandelte."

Im Zustand einer Depression oder sogenannten Neurose sehen Menschen überwiegend die negativen Aspekte des vergangenen oder gegenwärtigen Geschehens. Junge Menschen in diesem beeinträchtigten Zustand sehen überwiegend die Erziehungsfehler ihrer Eltern. Sie neigen dazu, den Eltern die Schuld zu geben. Wenn die Depression oder sogenannte Neurose durch eine sehr gute multimodale (nicht-einseitige) Psychotherapie aufgehoben ist, dann sehen Menschen mehr das Positive in der Vergangenheit und Gegenwart, also auch das, was die Eltern ihnen an Gutem antaten.

Ein falsches Verständnis der Situation, der Absichten und der Motivation des anderen kann ein Vergeben erschweren. „Ich habe lange Zeit vieles nicht gewußt. Daß er sich für mich so abgerackert hat und eine andere Haltung deswegen von mir erwartete. Ich konnte damals seine anderen Lebensziele nicht sehen und verstehen. Erst nach diesem Wissen war ich imstande, ihm zu verzeihen."

Das Vergeben kann durch die verletzende Person oder Umstände der Situation sehr erschwert werden. Etwa wenn die andere Person mit der Verletzung und Beeinträchtigung fortfährt, wenn sie ein Gespräch darüber ablehnt sowie sich nicht entschuldigt und keine Wiedergutmachung anbietet.

Das waren einige Gründe, warum Menschen monate- oder jahrelang anderen nicht vergeben können und in Gefühlen von Bitterkeit, Verletzung und Ablehnung verharren. Es ist hart, zu sehen, daß Geschwister untereinander den Kontakt vermeiden, Erwachsene den Kontakt zu ihren Eltern abbrechen, Partnerschaften sowie freundschaftliche Beziehungen aufgelöst werden, weil es Menschen zu schwerfällt, zu vergeben.

Was erleichtert es uns, anderen zu vergeben?

Sich mit sich selbst auseinandersetzen, die eigenen Urteile, den eigenen Standpunkt und sein Verhalten überprüfen. Das hatten über die Hälfte der Befragten als hilfreich empfunden und würden es auch anderen anraten. „Ich versuche, mit mir selbst ins reine zu kommen. So frage ich mich, warum ich nicht vergeben kann. Ob sich mein Ärger lohnt? Ich überprüfe und hinterfrage meinen eigenen Standpunkt, meine Urteile, überdenke sie." – „Ich versuche, das Ganze aus verschiedenen Perspektiven zu betrachten. So denke ich über mich selbst nach, ob ich mich selbst nicht zu wichtig nehme oder ob ich selbst ohne Schuld bin. Ich denke bewußt über meine eigene Fehlerhaftigkeit nach."

Eine Folge dieser Selbstauseinandersetzung ist: Die eigenen Anteile am damaligen Geschehen werden deutlicher gesehen. Menschen fassen ins Auge, daß das verletzende Verhalten des anderen auch durch sie mit verschuldet wurde. Aus der Anklage „Du hast das getan und du bist schuld daran", wird die Frage: „Was habe ich dazu beigetragen? Was ist mein Anteil daran?" Eigene fehlerhafte Bewertungen und Urteile werden offenbar. „Ich beharre nicht mehr auf meiner Position; ich werde flexibler, meine Meinung zu ändern."

Aus diesen Vorgängen ergeben sich häufig zwei weitere Folgen: 1. Das Positive an der Person und am Verhalten vom anderen wird auch gesehen. 2. Was kann ich daraus lernen? Welche Konsequenzen kann ich ziehen? Wie kann ich in Zukunft anders handeln? Dieser Gedanke und diese Erfahrung, durch intensive Auseinandersetzung mit dem Ereignis selber zu lernen und sich zu ändern, fördert bei vielen ein positives Gefühl, wirkt gleichsam befreiend. Menschen ahnen, daß sie es in gewissem Ausmaß in ihrer Kontrolle haben, in ähnlichen Situationen zukünftig ihr eigenes Verhalten besser zu steuern.

Die Einsicht in die Nachteile weiterer Schuldzuweisungen und in die Erleichterung durch Vergeben wurde als wichtig erfahren. „Mir half die Einsicht, daß es besser ist, freundlich miteinander zu sein, daß Krankheit viel schlimmer ist, daß unser Verhältnis doch seit Jahren positiv ist." – „Es bringt nichts, den Haß mit sich herumzutragen. Ich will mich auch nicht als Richter aufführen." – „Was habe ich davon, wenn ich nicht vergebe?" Bei manchen tritt durch diese Einsichten ein rascher Umschwung ein. „Oft ist es eine Entscheidung, den Standpunkt des Böseseins aufzugeben. Dann schlagen Gedanken und Gefühle plötzlich in das Positive um."

Sich in die Lage, den Standpunkt und die Situation des anderen hineinversetzen. Dies führt dazu, das Ereignis in anderer Bedeutung zu sehen. Einfühlung in die Situation des anderen kann eine wesentliche Grundlage des Vergebens sein. „Ich habe mich in die Lage, die Gefühle und Gedanken des anderen hineinzuversetzen versucht. Ich habe mir vorgestellt, ich wäre dieser andere Mensch, mit diesen Eigenschaften in dieser Situation. Dabei ist mir klargeworden, ich hätte dann kaum anders handeln können." Beim Vergeben versuchen Menschen, die Innenwelt des anderen zu verstehen: Was hat der andere gedacht? Wie hat er es gemeint? Warum hat er so gehandelt? Was sind seine Motive? So werden die Hintergründe des Handelns des anderen, die mitbeteiligten Ursachen, die den anderen zu seinem Verhalten brachten, mehr verstanden. Junge Erwachsene versuchen sich hineinzuversetzen, unter welchen Bedingungen ihre Eltern groß wurden, welche Schwierigkeiten und Belastungen sie während des Heranwachsens der Kinder hatten. Eltern gewinnen mehr Verständnis für verletzende Reaktionen ihrer Kinder: „Ich versuchte, die Rolle meiner achtzehnjährigen Tochter zu verstehen, ein vorsichtiges Verständnis, warum sie das zu mir gesagt hatte. Und ich gewann mehr Verständnis für die Situation. Mit der Einsicht in die Umstände wurde mir klar, mir könnte das auch passieren."

Durch die Einfühlung in die seelische Lage des anderen sehen Menschen mehr das Positive, weniger das Negative. Diese einfühlende Vergegenwärtigung der seelischen Situation des anderen führt oft dazu, daß der andere und das Ereignis in neuer Bedeutung gesehen werden; etwa daß die Worte und das Verhalten anders gemeint waren. – Und eine natürliche Folge von tiefer Einfühlung in die seelische Welt eines anderen Menschen ist häufig der Wunsch, ihm zu helfen.

Wenn sich die Gedanken, Auffassungen und Beurteilungen über das Ereignis durch Selbstauseinandersetzung und Einfühlung ändern, dann ändern sich unmittelbar auch die Gefühle. Negative Gefühle vermindern sich. Diese Verminderung negativer Gefühle fördert das Auftreten neuer Gedanken und Bedeutungen sowie die Bereitschaft und den Entschuß, innerlich zu vergeben.

Zeitlicher und räumlicher Abstand zu dem verletzenden Ereignis sowie andersartige Erfahrungen bewirkten eine Schwächung der Gedanken, Erinnerungen und Gefühle, die mit der Verletzung zusammenhingen. „Mit der Zeit verliert sich meine anfängliche Wut, die Angelegenheit verliert an Bedeutung." Zeitlicher und räumlicher Abstand führen dazu, das Ereignis von einer höheren Warte aus zu sehen, nicht als zu wesentlich zu betrachten, nicht dem ursprünglichen Impuls zu folgen. „Ich würde jemandem bei einer akuten verletzenden Situation raten, erst einmal Abstand durch Ablenkung zu finden und dann, wenn die Emotionen etwas geglättet sind, das Ganze aus den verschiedenen Perspektiven zu betrachten und durchzugehen."

Religiös-ethische Auffassungen wurden von manchen als Motiv und Erleichterung für das Vergeben genannt. „Ich rufe mir Zitate aus dem christlichen Glauben ins Gedächtnis. Das gibt mir Kraft, zu vergeben und mich von plagenden Gefühlen zu befreien." – „Ich bemühe mich, in der Haltung der Liebe zu bleiben. Ich möchte andere nicht richten."

Der Wunsch nach Harmonie sowie der Verzicht auf Streit förderte das Vergeben. „Ich mag nicht im Streit mit anderen leben, schon gar nicht mit Menschen, die ich liebe. „Im Vergeben suche ich den Frieden. Er ist dann spürbar, wenn ich zum Konflikt Grund hätte, aber mit eigener Kraft darauf verzichte. Ich gebe zu, es ist ein glückliches Gefühl für mich; vielleicht mit etwas Stolz oder Erleichterung, daß ich ein kleines Stück auf dem Weg wieder geschafft habe."

Liebe zu dem anderen, Mitleid für ihn, Bedauern für seine unangenehme Lage und seine schwierigen Gefühle war ein erleichternder Faktor beim Vergeben. Der Wunsch, dem anderen eine Last abzunehmen, hing auch damit zusammen, daß Menschen sich die Gefühle und Schwierigkeiten dessen vergegenwärtigten, der sie verletzt hatte. – „Ich will anderen helfen, nicht schuldbeladen und belastet herumzulaufen. Vergeben ist wie Liebe für mich."

Gespräche mit einfühlsamen Freunden oder Bekannten sowie nichtanklagende Gespräche mit dem, der verletzt hatte und der sich einsichtig zeigte, wurden als förderlich empfunden. Sie halfen, das Ereignis unter anderen Gesichtspunkten zu sehen und anders zu bewerten.

Bilder von vergebenden Menschen, die oft nichtbewußt in uns sind, können uns beeinflussen. Etwa Bilder von Menschen, die wir als vergebend und gütig wahrnahmen oder erfuhren, Bilder des vergebenden Jesus oder Buddha oder Bilder von Personen aus der Literatur, so etwa des Psychologen Viktor Frankl, der Frau und Eltern im Konzentrationslager verlor, der selber dort inhaftiert war, jedoch keinen Wunsch nach Rache oder Vergeltung verspürte oder andere als kollektivschuldig verurteilte.[15]

Personen, die seelisch ausgeglichen waren, weniger depressiv, weniger in Streß und Schwierigkeiten, konnten anderen leichter und schneller vergeben als Personen, die sich eher unglücklich und seelisch beeinträchtigt fühlten. Warum ist das so? Menschen mit größerer Ausgeglichenheit sind meist weniger verletzlich, führen weniger grübelnde negative Selbstgespräche über belastende Ereignisse, sie bewerten Geschehnisse der Umwelt und sich selbst weniger negativ. Sie sind mental (geistig) flexibler, können sich so in andere eher hineinversetzen, ihre eigenen Auffassungen hinterfragen. In einem Gespräch mit der verletzenden Person können sie gelassener sein, den Ausdruck negativer Gedanken und Gefühle eher kontrollieren mit Rücksicht auf den anderen. Und: Seelische Stärke ermöglicht es ihnen, eigene Fehler an dem Geschehen zu sehen und Vergeben weniger als Schwäche zu betrachten.

Entschuldigungen dessen, der verletzt oder beeinträchtigt hatte, ferner Äußerungen des Bedauerns, Einsichten in die Fehler und Angebote zur Wiedergutmachung wurden als sehr erleichternd beim Vergeben empfunden. „Wenn man mich um Entschuldigung bittet, wenn es dem anderen leid tut, wenn es

---

[15] Viktor Frankel: Trotzdem Ja zum Leben sagen. Ein Psychologe erlebt das Konzentrationslager. Kösel, München.

ihm peinlich ist, wenn er von sich aus Fehler einräumt, dann kann ich fast immer schnell verzeihen." So können wir sehr wesentlich das Vergeben bei denen fördern, die wir verletzten oder beeinträchtigten, indem wir ihnen unser Bedauern und unsere Einsicht der Fehler mitteilen und ihnen eine Änderung unseres Verhaltens zusagen.

Wenn Menschen weitgehend zum Vergeben bereit waren oder innerlich vergeben hatten, dann empfanden sie folgende Verhaltensmöglichkeiten als erleichternd, sofern sie in Kontakt mit dem anderen kamen:

1. „Wir nahmen normalen Kontakt auf, ohne über das Ereignis oder die Verletzung zu sprechen." – „Ich erwähne die Situation nicht, spreche das Thema nicht mehr an. So empfanden manche das Vermeiden eines Gespräches als hilfreich. Das Schweigen über das Vergangene und der normale Kontakt zeigten dem anderen in der Begegnung an, daß eine Ent-Schuldigung stattgefunden hatte. Ein normaler zwischenmenschlicher Kontakt wird hergestellt, der das Vergangene nicht berührt, der aber auch nicht wesentlich von dem Vergangenen belastet ist. Ein neuer Anfang kann stattfinden.
2. Besonders freundlicher Kontakt zu der betreffenden Person zeigte das Vergeben an. „Ich versuche zu vermitteln, daß ich einen Neuanfang wünsche und für möglich halte. Eine zärtliche Geste, besonders bei Kindern, eine persönliche Handlung oder der Ausdruck von Freude. Ich sage niemals, das darf nicht wieder passieren. Ich komme möglichst nicht wieder darauf zurück und versuche, es wirklich zu vergessen." – „Ich spreche Ärger und Unbehagen aus. Und fordere den anderen heraus, sich zu äußern. Ich kann nicht ohne Auseinandersetzung vergeben, es sei denn, der andere ist mir gleichgültig geworden."

Änderungen der Gedanken, Auffassungen und Einstellungen. Diejenigen, die vergeben konnten, verurteilen und richten die Person oder das Ereignis in Gedanken weniger negativ oder gar nicht. Sie klagen nicht mehr an, weisen keine Schuld zu. Die Warum-Fragen nach dem Verhalten des anderen hören auf. Das Ereignis tritt in den Hintergrund, es wird in anderer Bedeutung wahrgenommen. Ein tieferes Verständnis für das Verhalten des anderen oder das Ereignis tritt ein, besonders durch das Hineinversetzen in die Lage des anderen. „Ich habe erkannt, daß es für ihn wichtig ist, einen anderen zu erniedrigen, damit er höher steht."

Die Realität wird klarer gesehen und akzeptiert. Eine Frau: „Ich sehe jetzt mehr die Wirklichkeit, die ich früher nicht sehen konnte oder wollte. Ich sehe jetzt, daß wir beide nicht anders handeln konnten. Eine Folge dieser klareren Wahrnehmung der Wirklichkeit ist, daß bei manchen der Unterschied zwischen ihnen und dem anderen schwindet. Bei anderen erfolgt aufgrund der deutlicheren Wahrnehmung eine Trennung und ein Einsehen, daß die andere Person für sie weniger bedeutungsvoll ist. – Zur realeren Wahrnehmung der Wirklichkeit gehört ferner bei vielen, daß sie die positiven Seiten des anderen auch sehen und anerkennen, ebenso wie die eigene Fehlerhaftigkeit.

Viele äußerten, daß sie durch das Vergeben und danach sehr wichtige Einsichten gelernt hätten. „Ich gehe bereichert hervor, mit mehr Lebensweisheit. Ich sehe das als einen Schatz an." – „Ich möchte in Zukunft weniger urteilen und richten. So ergibt sich aus der intensiven Auseinandersetzung eine tiefe Erfahrung über die eigene Person als Folge des Vergebens. „Für mich ist das erstaunlichste, daß ich aus dem Vergeben lernen kann. Ich sehe das ganz klar. Das ist ein großes Geschenk für mich, daß ich meinen Anteil an der Sache sehe. Früher habe ich die Situation nur voller Bitterkeit gesehen, lange Zeit. Und jetzt habe ich daraus gelernt." – „Es war eine tiefe Erfahrung über mich selbst. Die Erfahrung, ich bin verantwortlich für mich. Ich bin erschüttert, daß ich solche bösen Gedanken haben konnte. Ich muß noch viel lernen, ich muß mich ändern. Ich bin dankbar, daß ich eine neue Sicht der Dinge habe, mehr die Lebenswirklichkeit sehe und jetzt Schritte zu mir selbst gehen kann.

Erstaunt waren manche über die Ähnlichkeit des verletzenden Verhaltens des anderen mit der Art, wie sie selbst andere Personen verletzt hatten.

Auch die bisherige Starrheit oder Weigerung, zu vergeben, wird deutlicher gesehen. „Ich habe entdeckt, daß ich mich in meinem eigenen Nicht-vergeben-Können genauso starr verhalten habe wie der Mensch, der mich so sehr verletzt hat."

Im gefühlsmäßigen Bereich tritt als Folge der geänderten Gedanken und Einstellungen ein starker Umschwung ein. „Ich war erleichtert, froh, glücklich, mir ging es viel besser, ich war entspannt, hoffnungsvoll, versöhnt und erlöst – und das war so gänzlich anders als vorher, als ich niedergeschlagen war, voller Schmerz über das Vergangene, als ich haderte und anderen Vorwürfe machte." Anstelle von Beschuldigungen, Anklagen und negativen Gefühlen wird durch das Vergeben ein innerer Friede erlebt. „Ich habe dadurch Frieden gefunden." Bei etlichen verminderte sich die Zentrierung auf das eigene Ego. – Manche fühlten sich auch gut bei dem Gedanken, dem anderen ein Geschenk zu machen, ihn von seinen schwierigen belastenden Gefühlen zu erlösen. Bei einzelnen war es gelegentlich auch ein Gefühl, sich stärker als der andere zu fühlen, etwas überlegen, jedoch tolerant. „Es sind Gefühle der Großzügigkeit und der Überlegenheit, weil ich einen positiven Einfluß ausgeübt habe.

Die Auswirkungen auf das Verhalten ergaben sich besonders in einem ungezwungeneren, offeneren Kontakt zu der Person, die verletzt hatte. Diejenigen, die vergeben hatten, fühlen sich ihm gegenüber freier, sind weniger mißtrauisch, fühlen sich in seiner Nähe nicht unwohl. „Die Kontaktaufnahme ist jetzt ohne jeden Krampf. Ich kann mich wieder auf ihn einlassen, der vorhergehende Beziehungszustand ist erreicht. Wir können unbelastet und offen wieder miteinander reden. Die Erinnerung an die verletzende Situation kommt mir in der Begegnung nicht mehr." – „Ich kann mich jetzt meinem Partner wieder anvertrauen, mit ihm lachen, kann ihn umarmen oder wieder vollkommen wehrlos lieben.

Die im Vergangenen aufgezeigten Folgen des Vergebens sind sehr deutlich: Positivere Gedanken, wertvolles Lernen und Einsichten, Gefühle inneren Friedens, kein Streit mehr mit dem anderen, häufig wieder die alte Beziehung.

Diese erfahrenen Folgen waren auch *ein* Motiv, zukünftig anderen eher zu vergeben und somit diesen seelischen Zustand inneren Friedens zu erreichen. „Ich will mich zukünftig nicht mehr als Richter aufführen. Ich verwende meine Energien besser und in sinvollerer Weise, als ständig nachtragend zu sein, was zu nichts führt." – Und eine letzte Folge des Vergebens: Wir werden zugleich fähiger, uns selbst zu vergeben und damit weniger Schuld und Einengung zu erleben.

Die Folgen bei Menschen, denen vergeben wurde

Sie sind ebenfalls deutlich und real. Zunächst die Äußerungen von zwei Menschen: „Ich hatte meine Schwiegermutter heftig attackiert, als diese sich zu sehr in meine Belange einmischte. Dabei bin ich sehr verletzend geworden. (...) Nachdem mir vergeben wurde, fühlte ich Erleichterung, war dankbar und hoffte auf eine Verbesserung des Verhältnisses. (...) Ich merkte es an der sich lösenden Spannung, an der ‚Atmosphäre', daß mir wirklich vergeben wurde. (...) Ich bin jetzt motivierter, solche Situationen nicht wieder soweit kommen zu lassen. Ich sehe das als ein Vorbild an."

„Kurz nachdem ich meinen Führerschein gemacht hatte, fuhr ich eine Beule in das Auto meines Vaters. Ich hatte fürchterliche Angst. Aber er sagte nur, er wäre froh, daß mir nichts passiert sei. Was ich dachte und fühlte, nachdem mir vergeben wurde? Dankbarkeit, Geborgenheit, innere Ruhe und Ausgeglichenheit."

Zu den Auswirkungen im einzelnen:

Menschen erleben positive Gefühle während und nach dem Vergeben. Sie fühlten sich erleichtert, befreit von Schuld, entlasteter. „Ich fühle mich sehr gerührt, daß der Bruch zwischen mir und dem anderen überbrückt wurde." – „Ich wurde ruhiger, gelassener, konnte mit Schwierigkeiten besser umgehen, fühlte mich befreit und hatte auch mehr Verständnis für meine Umwelt." – „Ich bin persönlich erleichtert und dadurch ausgeglichener, als wenn ich mich weiter mit Selbstvorwürfen belasten würde. Das Selbstwertgefühl wurde durch das Vergeben gefördert." – „Ich habe das Gefühl, daß ich im Grunde so, wie ich bin, akzeptiert und gewollt werde." – „Ich kann aufrechten Ganges wieder vor den anderen hintreten, auch wenn manchmal noch eine gewisse Beklemmung bleibt. „Immer wieder erfüllt mich der Gedanke: Ich werde geliebt. Ein Neuanfang ist möglich."

Manche spürten Dankbarkeit, Bewunderung und Liebe für den anderen, sahen das Gute am Verhalten des anderen und empfanden eine gewisse Ehrfurcht. „Ich zog innerlich den Hut vor ihr, daß sie mich mit meinen Schwächen und Fehlern akzeptieren konnte und mir vergab."

Eine wichtige Auswirkung war, daß die Personen nicht mehr über das Ereignis grübelten, negative Selbstgespräche führten, sich selbst Vorwürfe machten. Zusammen mit den positiveren Gedanken und Gefühlen führt das überwiegend zu einer Minderung oder einem Fortfall psychosomatischer Beschwerden.

Das Vergeben bewirkt eine deutliche Motivation, die Fehler in Zukunft zu vermeiden, den festen Vorsatz, sich zu ändern, den anderen nicht mehr in eine so schwierige Lage zu bringen, mehr daran zu denken, was in dem anderen vorgeht, liebevoller zu sein oder den eingetretenen Schaden wiedergutzumachen. „Das Fehlverhalten, das mir vergeben wurde, hat bewirkt, daß ich diese Fehler durch ein bewußteres Erleben zu vermeiden versuche; ich kontrolliere meine Worte und Taten bewußter."

Als weitere wesentliche Folge erfahren wir, daß Menschen anderen leichter und schneller vergeben konnten. „Es war mir eine Lehre, eine Stärkung der eigenen Bereitschaft zum Vergeben. „Dieses Vergeben war für mich beispielhaft." – Jeder fünfte Befragte gab an, daß er dadurch, daß ihm vergeben wurde, das Vergeben erst gelernt hätte. „Indem mir vergeben wird, kann auch ich vergeben."

Folgen für die Mitmenschen – für die Personen in der Familie oder in der näheren Umwelt – sind schließlich: 1. Mitmenschen sind vermehrt mit anderen zusammen, die sich nicht mit Schuldgefühlen plagen, sondern die freier sind und positiver denken. 2. Dadurch, daß sie Situationen des Vergebens und die Auswirkungen bei anderen wahrnehmen können, lernen sie – meist nicht bewußt – eher das Vergeben.

Sich selbst vergeben

Viele Menschen fühlen sich längere Zeit schuldig und schlecht bei dem Gedanken, was sie anderen Menschen antaten, daß sie sie verletzten und beeinträchtigten. Eltern werfen sich vor und fühlen sich schuldig, ihre Kinder in der Erziehung falsch behandelt zu haben. Erwachsene Kinder fühlen sich schuldig, sich von ihren Eltern abgewandt zu haben. Oder es sind Worte harter Verletzung, derentwegen sich Menschen schuldig fühlen. „Er hatte mit Selbstmord gedroht, sagte, er wollte sich umbringen. Und dann habe ich ihm gesagt: ‚Dann mach's doch!' Das tut mir heute sehr leid; ich fühle mich schuldig." Manchmal sind diese Menschen, die wir verletzten oder um die wir uns zuwenig kümmerten, gestorben. Sie können uns nicht mehr vergeben.

Angehörige werfen sich vor, für einen Sterbenden nicht hinreichend gesorgt zu haben. „Ich habe ein tiefes Schuldgefühl, daß ich damals, als meine Mutter im Sterben lag, mich nicht mehr um sie gekümmert habe. Ich hätte viel hilfreicher sein können, ihr beistehen können." – „Mein ehemaliger Freund, ein Alkoholiker, bat mich zu sich an sein Totenbett; und ich habe es ihm verweigert. Das kann ich mir selbst nicht vergeben."

Schuldgefühle und Selbstvorwürfe treten auch ein, wenn wir uns selbst unangemessen behandelten, wenn wir nicht energischer gegen unsere Schwächen und Fehler angingen, günstige Chancen und Gelegenheiten verpaßten, leichtsinnig mit unserer Gesundheit umgingen oder uns in einer Situation nicht angemessen verhielten. „Ich werfe es mir dauernd vor, daß ich damals nicht heftiger ‚Nein' gesagt habe, daß ich dazu geschwiegen habe, daß ich damals das mit mir machen ließ.

Bei diesen belastenden Selbstbeschuldigungen für unangemessene Handlungen gegenüber anderen und uns selbst ist eine wesentliche hilfreiche Möglichkeit, uns selbst die vergangenen Ereignisse zu vergeben. Das Sich-selbst-Vergeben ist in hohem Maße psychotherapeutisch. Ist die Person, die wir schädigten oder verletzten, gestorben, dann ist das Sich-selbst-Vergeben oft die einzig entscheidende Möglichkeit, die uns bleibt.

Die Folgen des Sich-Vergebens: Menschen fühlen sich befreit von belastenden Gefühlen, Schuldvorwürfen und nagenden Gedanken. Sie bewerten sich selbst weniger negativ. Sie spüren mehr inneren Frieden, fühlen sich freier, ihre Selbstachtung ist weniger beeinträchtigt.

Nachdem Menschen sich selbst vergeben haben und ihr eigenes Verhalten als vergangene Realität annehmen können, sind sie fähiger zu einem Neubeginn und zu einer Selbständerung. Vorher wurde dies sehr erschwert durch häufiges Grübeln, negative Selbstgespräche und belastende Gefühle. Oft können wir erst fortschreiten und uns weiterentwickeln, wenn wir weitgehend akzeptieren können, was wir taten.

Sich selbst vergeben vermindert ein Ignorieren, das sogenannte Verdrängen. Für viele ist es nämlich auf die Dauer belastend, mit negativen Schuldgefühlen zu leben. Manche neigen dann dazu, die Erfahrung zu ignorieren, bemühen sich, nicht mehr daran zu denken, um diese belastenden Gefühle nicht zu erleben. Aber das Ignorieren ist eher hinderlich dafür, Konsequenzen aus dem Vergangenen für das eigene Verhalten zu ziehen.

Schwierigkeiten des Sich-Vergebens

Die Schwierigkeit des Vergebens hängt naturgemäß von dem Ausmaß der Verletzung und Beeinträchtigung ab, die wir anderen oder uns selbst zufügten. „Es ist mir sehr schwergefallen, mir zu vergeben, daß ich eine Freundin im Stich gelassen habe, obwohl ich ihr hätte helfen müssen." Jedoch konnten sich manche Menschen Verhaltensweisen nicht vergeben, die äußerlich gesehen langfristig nicht sehr verletzend scheinen: „Einem guten Freund in der siebten Klasse habe ich einmal aus Spaß gesagt: ‚Du Faschist'! Obwohl ich nicht wußte, was das bedeutete. Er war total sauer und wollte nichts mehr mit mir zu tun haben. Die Freundschaft zerbrach dann. Ich weiß bis heute nicht, was für ein Teufel mich geritten hat, als ich ihn so beschimpfte. Ich kann mir das kaum vergeben." – Schwer vergeben konnten sich auch Eltern, wenn sie zu ihren Kindern ungerecht gewesen waren und Erziehungsfehler begangen hatten, besonders dann, wenn sich diese Fehler wiederholt hatten.

Erschwerend für das Sich-Vergeben ist mit großer Wahrscheinlichkeit, wenn Menschen sich mit sich selbst wenig wohl fühlen, geringe Selbstachtung haben, depressiv sind. Ferner wenn Menschen geringe Erfahrung haben, anderen Menschen zu vergeben, und wenn ihnen selbst wenig vergeben wurde. -

Einige Personen sagten: „Nur Gott kann mir vergeben. Ich kann mir doch nicht selber vergeben, das wäre anmaßend." – „Erst wenn ich Gott um Vergebung bitte und er mir vergibt, dann kann ich mir selbst vergeben." Vermutlich haben Menschen, die einen strengen strafenden, richtenden Gott annehmen, größere Schwierigkeiten, diese Vergebung zu erhalten als diejenigen, die einen liebevollen, gütigen verzeihenden Gott annehmen. – Manche benutzten für sich selbst das Wort „Verzeihen, da nur Gott vergeben könne. „Verzeihen, das heißt, es ist schon okay. Ich komme mit mir zurecht. Aber vergeben kann ich nicht mir selber, das wäre Anmaßung; ich könnte höchstens darum bitten."

Was erleichtert das Sich-Vergeben?
Sich selbst achten, sich selbst akzeptieren sowie lieben können ist förderlich. Wenn die eigene Person akzeptiert wird, können wir auch eher unsere Fehler und Schwächen akzeptieren. Menschen, die anderen leichter vergaben und denen oft vergeben wurde, konnten auch sich selbst leichter vergeben. Wenn wir annehmen und hoffen, daß wir fähig sein werden, unser ungünstiges Verhalten zu ändern, dann fällt das Sich-Vergeben leichter. „Verhaltensweisen, die ich selber an mir nicht mag, z.B. Kleinlichkeit, zögernde oder langsame Entscheidung, die kann ich mir vergeben mit der Verantwortung oder Hoffnung, neu anzufangen und weiter daran zu arbeiten. Die philosophische Einsicht, daß schuldig zu werden zum menschlichen Leben gehört, etwa durch die Einschränkung von Lebensmöglichkeiten von Menschen oder Tieren, kann hilfreich sein und das Bemühen fördern, möglichst wenig schuldig zu werden.

Wesentliche Vorgänge beim Prozeß des Sich-Vergebens können meiner Auffassung nach sein: Sich das eigene Verhalten und die Verletzung des anderen deutlich bewußt machen, sich selbst und die Situation klar sehen. Das wird erleichtert durch einfühlsame, nicht wertende Gespräche und/oder durch Meditation und Entspannung. Diese helfen uns, Ereignisse und uns selbst klarer wahrzunehmen, mit wenig Beurteilung und Bewertung. Die wahrgenommene Realität, das vergangene Verhalten zu akzeptieren als etwas, das geschehen ist. Das Ziehen von Konsequenzen: Was muß ich ändern und lernen, um eine Wiederholung zu vermeiden? Sich bemühen, das als förderlich Erkannte auszuführen.

Wie können wir Vergeben lernen

Diese Fähigkeit in uns zu fördern, wäre seelisch sehr heilsam. Wir könnten uns mehr von Bitterkeit, anklagenden Vorwürfen oder Schuldgefühlen befreien, wir könnten besser schwere seelische Verletzungen und Kränkungen bewältigen. Und: Wir könnten anderen Menschen mehr seelische Entlastung ermöglichen. Was können wir tun, um eher und leichter zu vergeben? 81 Prozent der Befragten sagten, sie hätten Vergeben im Laufe der Zeit gelernt. Einige Vorgänge hierbei sind:

Die Erfahrung und Kenntnis der positiven Auswirkungen bei uns und anderen sind hilfreich und verstärken die Motivation zum Vergeben. „Ich habe es gelernt, weil ich mich dann selber besser fühle, inneren Frieden finde. Wenn ich nicht vergebe, dann gibt es unaufhörlich weitere Verletzungen und seelische Vergiftung."

Gespräche, besonders Gruppengespräche mit einfühlsamen nichtbewertenden Personen geben gute Möglichkeiten, unsere Gefühle und Auffassungen zu klären, Rückmeldungen zu erfahren, wie andere das Geschehen und unsere Reaktionen sehen. Das Miterleben, wie andere Gruppenteilnehmer ihre Bitterkeit überwinden und zum Vergeben bereit werden, haben eine günstige Auswirkung. Wichtig ist bei Gesprächen, daß abgesehen von einem anfänglichen Stadium die Äußerungen der Bitterkeit und des Anklagens nicht überwiegen und negative Gedanken und Gefühle nicht verstärkt werden. Statt dessen ist es bedeutsam, mit Unterstützung anderer zu klären, warum wir noch nicht vergeben können oder wollen. Das gilt auch für psychotherapeutische Gespräche.

Ein seelisch gesunder Lebensstil und Verhaltensweisen, die das seelische Wohlbefinden und die eigene Selbstachtung fördern, erleichtern den Vorgang des Vergebens, zumal wir im Zustand größeren seelischen Gleichgewichts Verletzungen weniger tief empfinden. Wichtige Möglichkeiten zur seelischen Gesunderhaltung sind regelmäßige Entspannung (z. B. Muskelentspannung, Atemmeditation oder autogenes Training sowie Bewegungstraining), Vermeidung von Grübeln und negativen Selbstgesprächen u. a.[16]

---

[16] Reinhard Tausch: Hilfen bei Streß und Belastung. Rowohlt, Reinbek, 1996.

Philosophische-religiöse-spirituelle Einsichten können uns das Lernen erleichtern. Etwa die Einsicht, daß ein großer Teil unseres Verhaltens schicksalhaft ist, so wie unsere Haarfarbe, Körpergröße oder Intelligenz. „Wenn ich du gewesen wäre in der Situation, hätte ich vielleicht genauso gehandelt." – „Wenn ich die gleiche Kindheit gehabt hätte und die gleichen Bedingungen wie meine Eltern, dann hätte ich wohl ähnlich gehandelt." Gewiß schmerzen die Verletzungen und Beeinträchtigungen. Aber wir neigen weniger dazu, anderen Schuld zuzuweisen und negativ zu bewerten. „Du bist auch als Geschöpf Gottes zur Welt gekommen. Wenn ich mich richtig verhalte, kann ich dir vielleicht helfen und dir ein Stück Änderung ermöglichen." Eine tiefere Einsicht in die Schicksalhaftigkeit des Geschehens hilft uns, die Realität zu akzeptieren. „Schließlich kann ich es dann dabei stehen lassen, ich kann den anderen akzeptieren, ich muß es als einen Teil von ihm ansehen. Wenn wir weniger bewerten, aber zugleich realistisch wahrnehmen, machen wir uns weniger negative Gefühle. – Ferner war die Einsicht hilfreich: „Ich bin selbst unvollkommen, ich mache Fehler." – „Häufig können wir nur durch Fehler lernen.

Schließlich können wir durch eine geleitete Vorstellungserfahrung, die wir vor kurzem entwickelten, in unserer Bereitschaft und Fähigkeit zum Vergeben sehr gefördert werden.

Abschließende Gedanken

Wohl jeder von uns wird in seinem Leben durch andere Menschen beeinträchtigt, geschädigt, ungerecht behandelt, seelisch oder auch körperlich verletzt. Hierdurch werden die Beziehungen zu Menschen, oft auch zu Familienmitgliedern, schwer belastet. Diejenigen, die verletzt wurden, empfinden häufig längere Zeit Bitterkeit, Demütigung, Ärger, Haß und Ablehnung. Sie klagen andere an, machen ihnen Schuldvorwürfe. Auf der anderen Seite empfinden Menschen, die andere verletzten, des öfteren intensive Schuldgefühle, belasten sich selbst, fühlen sich unwohl.

Inneres Vergeben ist ein sehr bedeutsamer seelischer Vorgang der Bewältigung dieser seelischen Beeinträchtigungen, Verletzungen und Schuldgefühle. Bei dem Vergebenden und seinem „Gegner" tritt hierdurch seelischer Frieden ein; Haß, Anklage und Schuldgefühle werden gemindert oder fallen fort. Ferner fördert inneres Vergeben deutlich die Einsicht in die eigenen Anteile bei dem beeinträchtigenden Geschehen, Einsicht in die eigenen Fehler sowohl bei dem Vergebenden als auch bei dem, dem vergeben wird. Es fördert auf beiden Seiten den Wunsch und die Motivation zur Änderung des Verhaltens. Ein Gewinn an Lebensweisheit tritt ein.

Vergeben ist auch im Bereich der Politik bedeutsam. Auch in der heutigen Zeit beeinträchtigen und verletzen sich viele Gruppen und Völker gegenseitig, versuchen, sich gegenseitig zu vernichten. Eine Überwindung dieses Wunsches nach Vernichtung, Vergeltung, nach Haß und Rache wird wesentlich möglich durch Vergeben und damit durch Aussöhnung.

Vergeben wurde vor vielen Jahrhunderten für viele Generationen durch die ethisch-religiöse Botschaft Jesu und teilweise des Buddha begründet. Dieser Prozeß des Vergebens – ein komplexer kognitiv-emotionaler Vorgang – ist der empirischen psychologischen Forschung und Darstellung zugänglich. Wir erhalten einen tieferen Einblick in die Auswirkungen des Vergebens, in die erschwerenden und erleichternden Bedingungen im Alltag. Es ist hierdurch möglich, das Vergeben im Alltagsleben, in Lebensberatung und Psychotherapie deutlich zu fördern.

Reinhard Tausch

Der Artikel ist ungekürzt erschienen in:
Logotherapie und Existenzanalyse, 192, 1, 61–92.
Zeitschrift Sozialpsychologie und Gruppendynamik, 192, 3, 3–29.

Für Menschen, die durch ihr Lebensschicksal an den Rand der Gesellschaft gerieten, kommt zu der Last einer Erkrankung und dem Sterben noch das große Gewicht der Einsamkeit durch die soziale Ausgrenzung hinzu. Eine Auseinandersetzung mit dieser Thematik kann uns helfen, die Einsamkeit und Isolation speziell dieser Menschen wahrzunehmen und bewußter mit ihr umzugehen.

6. **„Ich habe sonst niemanden mehr."** Vom Sterben in der Einsamkeit

Als Seelsorger für HIV-Infizierte und Aidskranke bekomme ich immer wieder Anrufe von Menschen, die nichts sagen. Auch die Telefonseelsorge erhält viele Schweigeanrufe.

Ein Mensch ruft an, um nichts zu sagen. Vielleicht will der Anrufer nur hören, daß jemand da ist, mit dem er notfalls reden kann. Als ich noch Gefangenenseelsorger auf dem Hohenasperg war, sagten mir Gefangene manchmal: „Es ist beruhigend zu wissen, daß Sie da sind." Mancher Gefangene stellte sich morgens schon ans Fenster, nur um zu sehen, ob ich da war.

Jemand ist da, an den ich mich zur Not wenden kann. Diese Gewißheit gibt Menschen, die sonst niemanden haben, eine gewisse Sicherheit.

Im Gefängnis gibt es viele Menschen, die niemanden haben. Sie bekommen keinen Besuch, warten jeden Tag vergeblich auf Post, auf ein Lebenszeichen von draußen. Aber niemand schreibt ihnen. Sie sind abgeschrieben, gestorben, lange vor ihrem Tod.

Vor allem Lebenslängliche und Sicherungsverwahrte fühlen sich im Gefängnis lebendig begraben. Nicht umsonst meinen manche Lebenslängliche, daß die Todesstrafe humaner ist als der Tod auf Raten. Hinzu kommt, daß jeder fünfte Lebenslängliche hinter Gittern stirbt.

Auch HIV-Infizierte und aidskranke Gefangene haben Angst, daß sie nicht mehr lebend aus dem Knast herauskommen. Und je näher sie dem Tod kommen, desto bescheidener werden ihre Wünsche.

- Jan wollte noch einmal den Wald sehen. Er hat ihn nicht mehr gesehen, denn als er zu seiner Mutter entlassen wurde, war er schon an den Rollstuhl gefesselt und starb einige Wochen später.
- Und die aidskranke Sabine fragt mich: „Wissen Sie, was ich möchte? Noch einmal mit meiner Mutter daheim frische Brötchen essen. Da ist ihre ganze Sehnsucht.
- Der krebskranke Uwe hat vor seinem Tod nur noch einen Wunsch: begnadigt zu werden. Aber die Justiz gewährt dem Kleinkriminellen keine Gnade, sondern nur eine Haftunterbrechung. Bei jedem Besuch im Krankenhaus ist seine erste Frage: „Bin ich begnadigt?" Begnadigt wäre Uwe leichter gestorben als mit dem Makel des Kriminellen.

Auch wenn HIV-Infizierte und aidskranke Gefangene regulär entlassen werden oder nicht im Gefängnis waren, stoßen sie ständig auf die Mauer der Ausgrenzung. Diese Mauer ist noch schwerer zu überwinden als die Knastmauer. Die Mauer der Ausgrenzung kennt keine Grenzen und geht oft durch die eigene Familie hindurch. Die Trennwand zertrennt Eltern, Kinder und auch Geschwister voneinander.

- Jackies Bruder sagt: „Entweder zieht die Schlampe aus oder ich gehe!"
- Und die Geschwister von Manfred drohen der Mutter: „Wenn *der* zu deinem Geburtstag kommt, dann siehst du uns nicht."
- Als Peter zu der Beerdigung von seinem Schwager ging und seine Leute begrüßen wollte, gab keiner ihm die Hand.

Es tut weh, wenn keiner einem noch die Hand gibt. Es tut arg weh, wenn niemand mehr vorbeikommt. Silvia sagte mir vor ein paar Tagen: „Manchmal bin ich vier oder fünf Tage allein und rede mit niemandem. Und wenn ich dann wieder spreche, kommt mir meine eigene Stimme fremd vor."

Die meisten HIV-Infizierten leben hinter unsichtbaren Mauern und Gittern. Sie sind eingesperrt in ihrer Angst. Das HIV-Virus hält sie gefangen, lebenslänglich: ihr kurzes Leben lang. Drogenabhängige Infizierte sind doppelt gefangen. Die meisten von ihnen können aus dem Gefängnis ihrer Sucht nicht ausbrechen. Sie sind gefangen in dem Kreislauf Sucht – Stoff – Strich – Straße und Knast. Rund um die Uhr sind sie auf der Jagd nach dem Stoff, der ihr Leben erträglich machen soll, aber es zugleich auch zerstört. Viele möchten aus dem Teufelskreis ausbrechen, aber die Angst vor dem schmerzhaften Entzug treibt sie zum nächsten Schuß. So werden sie oft viele Jahre lang zwischen ihrer Sucht und der Sehnsucht nach einem anderen Leben hin und her getrieben.

Einer von ihnen ist Franz, 41 Jahre und einer der Ältesten der rund 2000 Fixer hier in Stuttgart. Mehr als die Hälfte seines Lebens hängt Franz an der Nadel, trotz mehrerer Therapien. Den ganzen Tag rennt Franz hinter dem Stoff her, der ihn täglich 500 Mark kostet. Die verdient er sich vor allem durch das Klauen von Lederjacken, die er für 150 Mark pro Stück verkauft. Nachts legt er sich meistens in eine Toilette, aber kommt dort kaum zur Ruhe. Die einzige beheizte Toilettenanlage Stuttgarts ist am Wilhelmsplatz, aber Franz darf sich dort nicht mehr aufhalten, weil er nahezu für die ganze Innenstadt einen Platzverweis hat. „Da bleibt mir nur noch, mich vor die S-Bahn zu werfen", sagt Franz verbittert.

Andere fühlen sich so in die Enge getrieben, daß sie nur noch einen Ausweg sehen: den goldenen Schuß. Ich denke an Tanja. Sie sagte: „Morgen werde ich 23, aber das mache ich nicht mehr mit." Am nächsten Tag, an ihrem Geburtstag, fand man sie mit dem Kopf in der Kloschlüssel. In Stuttgart gab es in den ersten sechs Wochen dieses Jahres bereits acht Drogentote. Zwei von ihnen fand man auf dem Klo.

Wenn Drogenabhängige an einer Überdosis oder Aids sterben, ist das manchmal auch eine Erlösung für uns hilflose Helfer. Durch ihren Tod werden wir von unserer Hilflosigkeit erlöst. Vielen Drogenabhängigen ist nicht mehr zu helfen, aber ihnen wäre schon viel geholfen, wenn sie nachts ein Bett hätten, um sich ein wenig auszuruhen. Wir brauchen dringend eine Raststätte gerade für die Kranken, die rastlos unterwegs sind und Tag und Nacht von ihrer Sucht getrieben werden.

Sterben in Einsamkeit hat viele Gesichter. Wenn wir nicht wegschauen, sehen wir Männer und Frauen in der Königstraße und im Zentrum der Stadt vor unseren Augen wegsterben. Das Leben vieler Drogenabhängigen ist ein langsames Sterben. Nicht wenige stehen seit zehn oder 15 Jahren mit einem Bein im Grab. Und auch die jungen Fixer sind manchmal schon am Ende. Manche sehnen sich den Tod herbei, aber alle haben es schwer, ihr Leben loszulassen. Da ist noch so viel Ungelebtes, Unvollendetes, und es bleibt noch so viel unerfüllte Sehnsucht zurück. Viele haben das Gefühl, ihr Leben verfehlt zu haben. Die 25jährige Jäckie sagt: „Ich habe keinen Mann, kein Kind, keinen Beruf, keine Wohnung. Ich bin nur noch eine Last für meine Mutter. Es ist besser für alle, wenn ich nicht mehr da bin. Die Lebensbilanz der meisten Frauen und Männer fällt total negativ aus: drogenabhängig, kriminell, aids-infiziert. Sie sind dreifach stigmatisiert. Der soziale Tod ist oft viel schmerzlicher als das Sterben selbst. Das wissen auch viele psychisch Kranke, die auf unbestimmte Zeit in die „Klapse eingewiesen sind.

Manchmal fängt das Sterben schon vor der Geburt an. So ist es bei Harald, der sein Dasein einer Vergewaltigung „verdankt. Seit 35 Jahren spürt Harald, daß er anderen nur im Weg steht. Von seiner Mutter bekommt er immer nur zu hören: „Du bist ein Unglück, wenn ich das Geld gehabt hätte, hätte ich dich aus dem Weg schaffen lassen! Mit zwölf Jahren beging Harald seinen ersten Suizidversuch, kam in die Psychiatrie, wo er heute wie eine lebendige Leiche herumläuft.

Nicht nur hinter Anstaltsmauern, auch in den eigenen vier Wänden sterben Menschen vielfach den Tod vor dem Tod.

Nach ihrem Ableben liegen manche wochenlang halb verwest in ihrer Wohnung, ohne daß sie von jemandem vermißt werden.

Die Zeitungen berichten immer nur von Raub, Mord und Totschlag. Aber auf der Straße von Jericho nach Jerusalem kommen auch Menschen durch die Gleichgültigkeit der Passanten ums Leben. Ich denke an Jörg. Er war an der Bushaltestelle vor seiner Wohnung zusammengebrochen. Mehrere Passanten sahen ihn liegen, gingen aber an ihm vorüber. Und auch die Autofahrer, die den hilflosen Mann bemerkten, fuhren weiter. Sie dachten wahrscheinlich, der wird wohl betrunken sein. Mehr als eine halbe Stunde lag der aidskranke Jörg auf der Straße, und das am hellichten Tag. Als dann endlich doch ein barmherziger Samariter den Krankenwagen rief, kam jede Hilfe zu spät.

Mitten unter uns sterben Menschen furchtbar einsam. Auch im Krankenhaus sind viele todkranke Patienten allein, allein gelassen. Vielfach werden sie liegengelassen, sich selbst überlassen. Die Krankenschwester kommt geschwind herein und schaut, ob die Infusion noch läuft, der Puls noch schlägt, der Patient noch atmet.

In Alten- und Pflegeheimen sind auch viele Frauen und Männer alleingelassen, verlassen. „Lisa, bleib doch bei mir. Ich habe solche Angst!" fleht ein alter Mann die Pflegerin an. Er war lange Jahre im KZ und ist in seinem Leben mehrere Tode gestorben. Aber vor dem letzten Tod hat er eine solche Angst, daß er immer wieder schreit: „Lisa, bleib doch bei mir, bitte, bitte, bitte!" Lisa streichelt ihm liebevoll die Hand und sagt: „Ich bin doch bei dir. Aber Lisa kann nicht bei ihm bleiben, denn auf dem Stock liegen noch zwölf andere Frauen und Männer, die Lisa auch brauchen. Nachts ist Lisa ganz allein da für 60 alte Menschen, davon 48 Pflegefälle.

Menschen brauchen Menschen, vor allem im Angesichts des Todes. Als ich in einer Wohngemeinschaft den drogenabhängigen Norbert halbtot auf dem Boden liegend fand, hielt er meine Hand so fest, daß ich mich gar nicht lösen konnte, um den

Notarzt zu rufen. Zum Glück war ein tragbares Telefon da, so daß ich den Arzt rufen konnte, ohne Norberts Hand loszulassen.

Immer wieder erlebe ich, wie Aidskranke meine Hand festhalten und sie gar nicht mehr loslassen möchten. Sie klammern sich fest. Nicht immer ist es so. Manche möchten ihren Weg lieber allein zu Ende gehen. Nicht jeder möchte an der Hand eines anderen sterben. Das anzunehmen, ist oft schwer für Menschen, die Kranke und Sterbende begleiten möchten und ihnen die Hand ausstrecken.

Es ist auch nicht so, daß alle über ihre Krankheit und über das Sterben mit anderen reden möchten. Manche können nicht einmal das Wort *Aids* oder *Krebs* aussprechen, geschweige denn das tödliche Wort *sterben.*

Nicht wenige Kranke werden mit der Zeit sprachlos, stumm. Sie verstummen in ihrem Leid. Und auch die Angehörigen wissen oft nicht, was sie noch sagen sollen und spüren, wie ihre Worte versagen.

Manchmal ist es besser zu schweigen als zu reden. Das stille Dasein sagt oft mehr als viele Worte. Die streichelnde Hand drückt aus, was sich nicht in Worte fassen läßt.

Die nonverbale Kommunikation ist oft vielsagender als die gesprochene. In einem langen Schweigen kann ein Mensch mehr mitteilen als in einem Gespräch. Viele Kranke aber sprechen manches offen aus und bringen auch ihre Angst zur Sprache. Manchmal möchte der Kranke auch noch etwas loswerden, was ihn belastet und schon seit langem bedrückt. Auf der letzten Strecke wird manches Gespräch zur Aussprache, zu einer echten Lebensbeichte. Dazu braucht es einen Begleiter mit einem offenen Ohr, der dem Kranken richtig zuhört und ihn aussprechen läßt, ohne ihm ins Wort zu fallen.

Im Gespräch zeigt der Kranke uns manchmal seine Wunden, seine inneren Verletzungen. Manche sind innen ganz wund, ihre Seele ist zutiefst verletzt. Manchmal braucht nur ein Wort gesagt zu werden, und die Narben platzen wieder auf.

Ich denke an Robert. Er war alles andere als ein Wunschkind. Robert wußte, daß seine Mutter ihn nicht haben wollte und wie sie versucht hat, ihn wegzumachen. „Ich war nicht gewollt" – das hat Robert gespürt, das hat er immer wieder zu spüren bekommen – sein Leben lang. Und gerade am Ende seines Lebens hat ihm das besonders weh getan. Du bist nicht gewollt – das hat ihn zutiefst verletzt. Und auch wenn die Wunde vernarbt schien, brach sie immer wieder auf. Er brauchte nur das Wort Mama zu hören, und schon ging ihm ein Stich durchs Herz. Er brauchte nur zu sehen, wie andere Aidskranke in der Wohngemeinschaft von ihrer Mutter Besuch bekamen, und schon fing seine Seele an zu zittern. Wie oft saß er am Fenster und hat auf seine Mutter gewartet. Jedesmal, wenn ein Auto parkte, stand er auf, um zu sehen, ob sie es war. Und jedes Mal die Enttäuschung. Nach jedem Warten und Hoffen stand am Ende die Täuschung. Du hast dir selber was vorgemacht. Es ist immer noch so wie am Anfang: Du bis nicht gewollt!

Viele Kranke verletzt es zutiefst, daß sie auch von den eigenen Angehörigen im Stich gelassen werden. Immer wieder fragen mich drogenabhängige Aidskranke: „Bin ich denn wirklich so schlecht, daß niemand von meiner Familie noch etwas mit mir zu tun haben will?" Für die Angehörigen ist es oft keine Frage des Wollens. Sie können nicht mehr und sind mit ihrer Kraft am Ende. Auch Angehörige von schwerkranken Strafgefangenen bleiben manchmal fern, weil sie das Geschehene nicht vergessen können. Und auch nach dem Tod wollen manche Angehörige nichts mit dem Verstorbenen zu tun haben: „Wissen Sie denn nicht, was der uns angetan hat!? Und für so einen sollen wir auch noch zahlen?!"

Aber manchmal gibt es auch am Sterbebett im Knast noch ein „Happy-End". Ich denke an Enzo, 52 Jahre, Lungenkrebs im Endstadium, lebenslänglich, weil er aus Eifersucht seine Frau erstochen hat. Seine drei Kinder waren damals noch klein, kamen ins Heim und haben seitdem ihren Vater nicht mehr gesehen. Obwohl Enzo weiß, daß er bald sterben wird, fragt er nicht danach, seine Kinder zu verständigen, denn er hat Angst vor ihrem Nein. Aber seine Kinder kommen und fahren die ganze Nacht mit einem alten VW von Hamburg auf den Hohenasperg. Beim Wiedersehen nach 18 Jahren wird kaum ein Wort gesprochen, fast nur geheult. Aber nach ihrem Besuch strahlt Enzo und sagt immer wieder: „Meine Kinder waren da!" Damit sagt er auch sich selbst: „So schlecht kann ich wohl nicht sein."

Ein anderer Gefangener, auch krebskrank, hat sich total zurückgezogen. Er redet mit niemandem mehr. Er hat seine Tochter jahrelang sexuell mißbraucht. Als sie vom Zustand des Vaters erfährt, besucht sie ihn. Dadurch lebt der Mann richtig auf, wird gesprächig und erzählt immer wieder: „Meine Tochter war da!"

Am Ende eines Lebens sind Zeichen der Versöhnung nötig. Kein Mensch kann in Frieden sterben, wenn ihm seine Schuld bis zuletzt nachgetragen wird. Auch die Zusage, daß Gott alle Schuld vergibt, kann Sterbenden helfen, ihren Frieden zu finden. Trotzdem fühlen sich manche auf dem Sterbebett von Gott verlassen.

Auch Jesus hat am Kreuz geschrien: „Mein Gott, mein Gott, warum hast du mich verlassen?" Diese Worte sind so unglaublich, daß wir sie so nicht stehenlassen können, aber sie stehen im ältesten Evangelium, bei Markus. Manche Theologen meinen, mit diesen Worten habe Jesus angefangen, den Psalm 22 zu beten. Wie auch immer. Jesus ist einsam gestorben. Seine Freunde waren davongelaufen. Die Umstehenden hatten nur Spott für ihn übrig: „Na, wenn du der Sohn Gottes bist, dann steig doch herab vom Kreuz." Und auch Gott ließ ihn offenbar hängen.

Ich glaube nicht, daß das gottverlassene Golgatha das Ende war. Vielmehr verlasse ich mich darauf: Nach Karfreitag kommt Ostern. Diese Zuversicht hält mich angesichts der Sterbenden aufrecht und richtet mich im Angesichts des Todes hoffentlich auf.

Petrus Ceelen

Weiterführende Literatur:

Ceelen, Petrus: Unterwegs mit einem Grenzgänger. Begegnung mit Ausgestoßenen, Schwabenverlag, 1993.
Ceelen, Petrus: Aus dem Leben gegriffen. (k)ein Namensbuch mit Arbeiten von Aidskranken. Schwabenverlag, 1995.
Ceelen, Petrus: Was wir so sagen. Schwabenverlag, 1996.

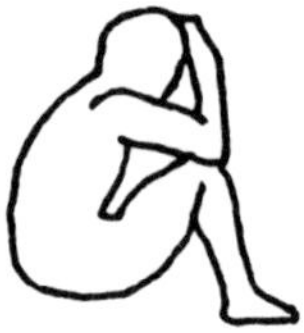

Wichtig und notwendig für eine hilfreiche Begleitung ist das einfühlsame Verstehen dessen, was uns der sterbende Mensch sagen will. In der Nähe des Todes verdichtet sich die Sprache häufig zu Bildern und Symbolen, die wir erst in tiefer Berührung mit dem anderen verstehen lernen.

Es liegt an uns, ob sich uns seine Worte erschließen und wir so in seine innere Welt eintreten können.

7. „Die Koffer sind gepackt!" Die symbolische Sprache sterbender Menschen

Die Wurzeln der heutigen Hospizarbeit reichen bis ins Mittelalter. Hospize: Orte, an denen Wanderer auf ihrem Weg – einem mühsamen, gefährdeten Weg in ein fernes Land – Aufnahme und Fürsorge fanden. Pilger waren es oft, Pilger auf dem Weg ins Heilige Land. Können wir Sterbende sehen als Wanderer auf mühsamem Weg, als Pilger in ein unbekanntes, ein heiliges Land?

Es hängt von unserem Menschenbild ab, ob wir Sterbende so begleiten können, daß neben der körperlichen Pflege auch die sozialen, die psychischen und die spirituellen Dimensionen dieser Lebensphase einbezogen werden. Dies können wir, wenn wir in unserem Glauben und unserem Verstehen davon ausgehen, daß der Mensch ein geistiges Wesen ist und der Tod an dieser Tatsache nichts ändert!

Wir sind Lebewesen mit einem doppelten Heimatrecht: Hier auf der Erde und in einer geistigen, göttlichen Welt.

Und dieses Heimatrecht im Geistigen, im Göttlichen gibt dem Menschen seine Würde, auch wenn sein „Wert" als wachbewußtes rationales Mitglied der Gesellschaft nicht mehr meßbar ist.

Wenn jemand argumentiert, er wolle nicht unwürdig, „als sabbernder Greis", sein Leben beenden und darum für die aktive Sterbehilfe eintritt, so macht er die Würde des Menschen fest am Funktionieren unserer körperlichen und rationalen Fähigkeiten.

In den zehn Jahren, in denen ich Sterbende begleitet habe, bin ich natürlich Menschen begegnet, die ihre Nahrung nicht bei sich behalten konnten, deren Wunden trotz guter Pflege rochen, die Pampers trugen – nur hatte ich nie die Empfindung, hier ist die Würde, hier ist das, was den Menschen als Menschen ausmacht, verlorengegangen.

Was ich zuerst, äußerlich, wahrnehme, wenn ich zu einem solchen Patienten komme, ist möglicherweise eine Summe von Nichtfunktionen, ein „Defektsyndrom", wie es ein Arzt genannt hat.

Bei dieser Wahrnehmung kann ich es belassen. Wenn ich aber offen bin, mich womöglich auf die Suche mache nach dem geistigen Wesenskern des Menschen, so kann es – gerade in dieser Grenzsituation – zu ganz tiefen wesentlichen Begegnungen kommen.

Es geht uns im Hospiz ja nicht mehr darum, den Menschen mit allen zur Verfügung stehenden medizinischen Maßnahmen **am** Leben zu halten, aber wir setzen alle Kraft und Phantasie ein, ihn **im** Leben zu halten bis zur Stunde seines Todes. Leben bedeutet Kommunikation in einem sehr weiten Sinn. „Communio": das Verbundensein in der Menschengemeinschaft. In allen Lebensübergängen – Geburt, Konfirmation, Heirat – vergewissern wir uns dieser Gemeinschaft, die zugleich Sinnbild und Erfahrung einer größeren Geborgenheit ist. Sollten wir diese Erfahrung dem Menschen, der vor dem Tod, dem unbekanntesten und geheimnisvollsten aller Übergänge, steht, verweigern?

Kommunikation ist auch dann noch möglich, wenn Sprechen nicht mehr möglich ist – über die Augen, die Haut, den Atem, aber auch durch unser bloßes Anwesendsein.

„Das Geheimnis der Liebe ist Anwesenheit. In diesem Sinne

kann unser Anwesendsein sehr viel mit Liebe, mit Gemeinschaft zu tun haben. Das Dableiben, auch wenn es schwierig wird, auch wenn ich äußerlich gesehen nichts mehr tun kann, die Hilflosigkeit aushalten – dieses Geschenk können wir am Ende des Lebens einander machen.

„Inhumanes Sterben ist Sterben, dem die innere Gemeinschaft entzogen ist." (Leuenberger)

Nicht die Windel und nicht der Speichel, der aus dem Mund rinnt, machen das Sterben „unwürdig" – allein gelassen in seiner Angst, das ist unwürdiges Sterben, unwürdig auch der Lebenden.

In der Begleitung Sterbender begleiten wir auch die Wege der Ratlosigkeit, das Sinken in die Abgründe von Schmerz und Angst. Wir bleiben nicht ungeschoren, und es gibt keine Garantie für Erbaulichkeit.

Aber es gibt auch die andere Erfahrung.

Manchmal fällt in diese letzte Lebensphase schon ein Lichtschimmer aus dem noch unbekannten, dem „heiligen Land". Dann kann es zu einem Annehmen des Sterbens kommen und damit zu einer tiefen Erfahrung des eigenen unsterblichen Wesens.

So wie uns Begleitenden in der Angst und Hilflosigkeit des Sterbenden unsere eigene Sterblichkeit bewußt wird, so wächst durch seinen Prozeß auch unser Vertrauen in die Unsterblichkeit des innersten Menschenwesens: Das ist die „Lebensverkündigung der Sterbenden" (Pera), ihr Geschenk an Menschen, die ihrem Sterben nicht ausweichen.

An dieser Stelle wird deutlich, daß nicht nur unser Menschenbild sich auf die Begleitung auswirkt, sondern auch, wie Erfahrungen in der Begleitung unser Menschenbild verändern und vertiefen.

Ein besonderes Geschenk – oder aber eine besondere Zumutung, je nach unserer Einstellung – sind die Sprachbilder, in denen Sterbende oft kommunizieren. Wenn wir davon ausgehen, daß ein Mensch – so krank und elend er auch sein mag – als Mensch ein geistiges Wesen mit einer weisheitsvollen Seele ist, so kann uns das auch helfen, in behutsamer Weise die oft sonderbaren Sprachbilder Sterbender zu entschlüsseln.

Ein Krankenhausseelsorger sagt, immer wenn er darauf hingewiesen werde, daß jemand „verwirrt" sei, dann sei das für ihn ein Anlaß, besonders genau hinzuhören. „Symbolsprache heißt immer, daß der Sterbende auf die Grenze zugeht" (Udo Schlaudraff), auf die Grenze seines Lebens, die Grenze seines Todes – daß er wohl noch unsere Sprache braucht und sie doch schon auf anderes hinweist.

Ich möchte dafür einige Beispiele geben:

- Eine Patientin, die ich mehrere Monate zu Hause begleitet habe: Nach einem Gespräch über ihren Garten scheint sie eingeschlafen. Mit geschlossenen Augen spricht sie langsam, wie zu sich selbst: „Ich brauche niemand. Ich habe keine Kapsel. Sie sind in einer Kapsel. Ich habe keine Kapsel. Ich bin frei." Wieder schweigt sie, und ich sinne nach über dieses Wort „Kapsel", die sie nicht mehr hat und die ich habe. Plötzlich ist sie hellwach, setzt sich auf und fordert: *„Die Uhr! Es ist wichtig, daß ich die Uhr immer sehe. Das ist wichtig! Die Zeit einteilen …"*
- Ein zweites Beispiel: Ich verabschiede mich, da fragt der Patient: *„Wo ist denn die Uhr?"* Ich gebe ihm seine Armbanduhr vom Tischchen. „Ach, gehen Sie, nicht diese!" „Meinen Sie den Wecker? Der steht hinter der Vase." „Was soll ich mit dem Wecker? *Ich muß wissen, wann es Zeit ist.* Ich habe Ihnen doch gesagt, ich bin fußkrank. Und darum muß ich wissen, wann es Zeit ist."
- Der Vater einer Freundin, ein Pfarrer, hat in den langen Wochen seiner Krankheit viele Gespräche geführt. Daß er trotz der Erkrankung so klar ist, darüber wundern sich alle. Eines Morgens verlangt er von seinem Sohn, alle Wertpapiere zu verkaufen. „Ja, warum denn das, Vater?" „Von dem Geld sollst du mir eine Uhr kaufen." „Eine Uhr? Aber du hast doch eine sehr gute Uhr, und dann ist da auch noch die Standuhr und auch außerdem …" Der Vater unterbricht ihn: „Taugt alles nicht. Sie

gehen nicht genau. Das sind alte Uhren. *Es kommt darauf an, daß ich die Stunde weiß. Ich muß doch die Stunde genau wissen.“*

Traurig erzählt der Sohn am Mittagstisch, daß der Vater nun doch verwirrt sei.

In diesem Beispiel kommen bestimmte Begriffe immer wieder vor: die Zeit, die Uhr, die alte Uhr, mit der sich die neue Zeit nicht messen läßt. Die Zeit einteilen – an der Schwelle zur Zeitlosigkeit; Ewigkeit sagen wir manchmal.

In den folgenden Beispielen begegnet uns ein ganz anderer Bildbereich:

• Reinhold Maier, der frühere Ministerpräsident von Baden-Württemberg, bittet seine Tochter etwa eine Woche vor seinem Tod, ihm die *Wanderstiefel* zu bringen. Sie sollen unter seinem Bett stehen. Manchmal muß man sie ihm zeigen. Sind sie auch ordentlich besohlt für die lange Wanderung? – Eines Abends läßt er seinen Freunden ausrichten, sie mögen sich doch morgen *am Bahnhof einfinden, dann könne man abreisen.* Er stirbt am folgenden Tag.

• Eine jüngere Frau, die ihren Mann zu Hause gepflegt hat, erzählt mir, der Arzt habe gesagt, der Zustand ihres Mannes sei stabiler. Als sie morgens in sein Zimmer kommt, schaut ihr Mann sie lächelnd an und sagt leise: „Die Koffer sind gepackt." Er starb in der folgenden Nacht. (Es ist der gleiche Satz, mit dem Papst Johannes XXIII. unmittelbar vor seinem Tod sich von den Umstehenden verabschiedet hat.)

• Eine Frau, die ihren schwerkranken Mann begleitet, ruft mich an: „Glauben Sie, daß der Tumor sein Gehirn angegriffen hat? Ich soll ihm Bildbände bringen über *Gebirgswanderungen*, dabei weiß er so gut wie ich, daß er nie wieder in die Berge kommt." Den Krankenhausseelsorger begrüßt dieser Patient mit den Worten: „Wissen Sie, es geht ums Bergsteigen." Miteinander schauen sie immer wieder die Bilder an, durch enge Schluchten, mühsame Wege, durch Wolken und Kälte hinauf ins Licht.

Sterbevorbereitung eines Menschen, der sich losgesagt hat von der Religion, die er als Kind erfahren und erlitten hatte.

• Eine Patientin empfängt den Pfarrer: „Gut, daß Sie kommen, *gleich fährt das Schiff ab.*"

• Eine alte Dame, die in den letzten Wochen kaum gesprochen hat, fragt unvermutet: „Steht das Flugzeug vor der Tür?" Auf die verwunderte Frage, wo sie denn hinfliegen wolle, antwortete sie: „Das ist gar nicht so wichtig. *Nur ein Platz im Flugzeug und dann auf und davon.*"

• Nachdem sie gemeinsam das Krankenabendmahl gefeiert haben, fragt der Vater die Tochter: „Hast du die Nummer vom Flughafen?" Die Tochter ist bestürzt; wozu denn das? „Ruf an und frag, ob die Startbahn frei ist." – „Und das waren seine letzten Worte, gleich darauf starb er", berichtet sie fassungslos.

Dies alles sind Bilder, Metaphern, die von einer bevorstehenden Reise sprechen, von einem langen Weg. Reisen heißt immer Ortsveränderung: Bewegung im Raum.

Auffallend ist an der Symbolsprache Sterbender, daß viele Bilder aus dem Bereich von *Zeit* oder *Raum* kommen.

Als Menschen sind wir eingebunden in die Koordinaten von Zeit und Raum. Auf diese Erde, in diesen Körper werden wir geboren zu einer ganz bestimmten Zeit und an einem ganz bestimmten Ort. Das scheint so wichtig zu sein, daß es in jedem Paß nachzulesen ist. Erdenleben läßt sich beschreiben als eine Wanderung in der Zeit durch den Raum – bis wir wieder zu einer bestimmten Zeit und an einem bestimmten Ort sterben: aus der Zeit in die Zeitlosigkeit.

Deutlich wird in diesen Bildern von Wanderschaft und Reise, daß der Sterbende nicht auf den Tod zugeht wie auf ein punktuelles Geschehen, sondern sich erlebt in einem Prozeß, auf einem geheimnisreichen Weg in ein unbekanntes Land.

Kaum ein Sterbender wird hierüber nachdenken, und doch zeigen diese Sprachbilder, daß die Seele des Menschen, der sich dem Tod nähert, noch einmal nach diesen sehr irdischen Koordinaten des Lebens greift, bevor sie sich davon lösen kann.

Neben den offenkundigen Metaphern *Zeit und Raum* gibt es andere. So der große Bildbereich: *Heimat*, der Weg *nach Hause*, das *Tor* ins Haus, der *große Garten*.

Wie die Bilder von Zeit und Raum vom Loslösen der Seele von der Erde und ihren Gesetzmäßigkeiten zu sprechen scheinen, so weisen die Bilder der Heimat, des Zuhauses ins Transzendentale.

„Wohin gehen wir? Immer nach Hause", sagt Novalis. Und Ernesto Flammer schreibt: „Lebt der Mensch auf der Erde, so vergißt er, woher er kommt. Aber was ihm bleibt, ist die Sehnsucht nach seiner Heimat, nach seinem Ursprung ..." Die Angst vor dem unbekannten Land und die Sehnsucht nach der inneren Heimat können mehrfach abwechseln. Manchmal, am Ende einer langen Krankheit, kann die Sehnsucht den Abschied von der Erdenheimat erleichtern.

Einige Beispiele zu diesem Bildbereich:

• Ich besuche eine Patientin, die jetzt im Krankenhaus liegt. Ich habe mit dem Arzt gesprochen und bringe ihr die Nachricht, auf die sie lange gewartet hatte: „Übermorgen dürfen Sie wieder nach Hause." Sie lächelt mich fast nachsichtig an und sagt: „Nach Hause? Ach wissen Sie, *ich gehe sowieso heim*, da kommt es gar nimmer so drauf an."

• Ein anderer Patient beklagt sich bitter, daß man ihn, einen alten Mann, so einen weiten Weg gehen lasse. Er wäre doch fußkrank, wiederholt er immer wieder. Er verlangt, das Fenster zu öffnen, und ruft laut: „Hilfe! Hilft mir denn keiner? Holt doch wenigstens die Feuerwehr!" Auf meine Frage: „Die Feuerwehr?" antwortet er: „Wenn man so in Not ist, dann' ist die Feuerwehr immer gut. Aber", fügt er still und lächelnd hinzu, *„wenn ich heimkomm*, dann lasse ich sie draußen *vorm Garten* stehen."

Heimkommen: Das Haus im Garten und die Not kommt nicht herein. Heimkommen ist auch Heilwerden.

• Eine Patientin legt sich nach einem Gespräch müde in die Kissen zurück, dann öffnet sie die Augen und fragt unvermittelt: „Haben Sie *den Schlüssel?*" Ich glaube, sie spricht von meinem Autoschlüssel. „Ja, draußen in der Manteltasche." – „Nein, sagt sie ungehalten, „den Schlüssel, den großen." Der Klang ihrer Stimme hat sich verändert. Daran merke ich, daß sie jetzt von einer anderen Ebene spricht. „Sie brauchen einen großen Schlüssel?" *„Ja, den großen Schlüssel. Wie kriege ich denn sonst das Tor auf?* – Kommen Sie nächsten Donnerstag wieder?" Jetzt war sie wieder auf der Sach- und Informationsebene. Der Einschub mit dem Schlüssel – ist das nur eine verwirrte Episode oder ein Zeichen, daß die Seele sich vorbereitet, durch das große Tor zu gehen?

Das „Haus" kann aber auch Metapher für den Körper sein. Wenn eine ältere Frau sich entschuldigt: „Wissen Sie, mir fällt heute jede Entscheidung schwer, ich habe nämlich *mein Haus* auflösen müssen. Ach ja, *mein Haus* hergeben, wissen Sie, das ist schwer." Die Schwester, die dabei war, sagt mir draußen, die Patientin sei jetzt doch schon sehr verwirrt, das mit dem Haus sei Unsinn, ihr Sohn wohne mit seiner Familie darin, kein Mensch spreche von Auflösen und Hergeben.

Nun hat man aber beobachtet, daß gerade Menschen mit Knochenmetastasen davon sprechen, daß sie ihr Haus auflösen. (Wir sprechen ja auch vom „Knochengerüst unseres Körpers.) Ein Patient bittet seine Frau, Handwerker zu bestellen. „Das Haus muß von Grund auf renoviert werden." Ein anderer verlangt Zeichenstifte: „Ich muß ein ganz neues Haus entwerfen."

Daß Angehörige hier in Verzweiflung geraten können ob solch unsinniger Wünsche angesichts des nahen Todes, ist leicht verständlich. Hier wird etwas ausgesprochen, was auf der „Realitätsebene" überhaupt keinen Sinn mehr macht. Wenn wir es auf der Symbolebene deuten können, hilft es uns zu verstehen, daß der Sterbende seinen Abschied vorbereitet.

Die Symbolsprache ist eine universale Sprache, die aus der archetypischen Tiefe unseres Seins schöpft, eine Bildsprache, die von allen Menschen überall auf der Welt ähnlich gebraucht wird. Es ist auch die Sprache der Träume, der Märchen, der Mythen, der Psalmen. Das klingt so schön. Auch die Beispiele, die ich Ihnen erzählt habe, klingen schön und friedevoll. Woran liegt es dann, daß wir, die Pflegenden und die Angehörigen, oft so große Not, Verärgerung, manchmal Verzweiflung und Erschöpfung erleben im Umgang mit dieser Sprache Sterbender?

Ich denke, es ist der Wechsel zwischen Realitätsebene und Symbolebene, dem wir im Pflegealltag oft nicht gewachsen sind. „Es gibt Gespräche mit Menschen, die am Rande von Leben und Tod stehen, bei denen Gesprächsanteile auf der Realitätsebene und Gesprächsanteile in der Symbolsprache mehrfach wechselnd ineinander übergehen" (Schlaudraff). Und dann geschieht es leicht, daß wir nur auf die „realen" Gesprächsanteile in der Alltagskommunikation reagieren.

Wie soll ich denn wissen, auf welcher Ebene jemand spricht, der sagt, sein Haus müsse er hergeben, eine Reise wolle er tun, die Schuhe sollen besohlt werden, eine gute Uhr müsse her! Ich als Angehörige, Begleitende, Pflegende bin meist auf der Realitätsebene, und so können wir im Gespräch einander nicht begegnen. Das macht ärgerlich, hilflos oder auch einsam – und es macht Angst.

Es verunsichert mich dieses Sprechen auf zwei Ebenen, ich fühle mich verwirrt und überfordert und sage darum: „Der Sterbende ist verwirrt." (Ärzte sprechen manchmal von einem Durchgangssyndrom.)

Vielleicht spüre ich auch, daß in diesen Bildern Unaussprechliches – der Tod, ein Leben nach dem Tod – ausgesprochen wird, und das erschreckt mich: Sprache, die Unaussprechliches spricht …

Wir haben uns gewöhnt und eingerichtet in einer Sprache, die überwiegend Informationen auf der Sachebene vermittelt und oft wenig aussagt über die Befindlichkeit oder gar die Erfahrungen unserer Seele.

Schon Nietzsche beklagt, daß die Sprache erkrankt sei, so daß wir uns nicht mehr über die Lebensnöte der Leidenden verständigen können.

Besonders im Gespräch mit den Ärzten kann die ganze Not

des Nicht-kommunizieren-Könnens aufbrechen. Oft teilt der Arzt die Diagnose im Stil eines Tatsachenberichts auf der Sachebene mit und achtet nicht auf die Befindlichkeit der Seele.

Die Mutter einer Freundin, selbst Germanistin, schreibt nach einer Tumoropertion: „Die Technik macht mir arg Angst ... die Sprache der Ärzte ist für mich eine Fremdsprache, die meine Seele nicht entschlüsseln kann. Oft frage ich mich, ob ich es bin, die sie meinen ... ich komme mir vor wie ein Stück Fleisch, über das verhandelt wird. Sie vergessen, daß ich eine Seele habe, in der Angst und Hoffnungen miteinander ringen ..."

Was können wir tun angesichts dieser Überforderung, in die uns der ungewohnte Gebrauch von Worten und Bildern bei Sterbenden immer wieder stürtzt, Sprache aus einer Tiefendimension, in die wir oft nicht heineinreichen?

Sicher ist es für Pflegende und Begleitende hilfreich, sich mit den Grundlagen des aktiven Zuhörens und der Personenzentrierten Haltung (nach Carl Rogers) vertraut zu machen. Aber auch dann ist es nötig, – wie Martin Buber es vorschlägt – unser Ohr mit der Seele zu verbinden; oder, in Abwandlung eines Wortes von Saint-Exupéry: „Man hört nur mit dem Herzen gut."

Mit unserer Seele, unserem Herzen hören? Das bedeutet, mit aller inneren Achtung, deren wir fähig sind, vielleicht auch mit etwas Neugier und Staunen die Bilder annehmen, die uns Sterbende hinhalten.

Und dann gibt es die Zeit, in der der sterbende Mensch überhaupt keiner Worte mehr mächtig ist, vielleicht auch die Augen geschlossen hat, kaum oder gar nicht sichtbar auf unsere Anwesenheit reagiert.

„Ich höre, obwohl ich schweigen muß und schweigen will", steht in den Ratschlägen eines Sterbenden an seine Begleiter.

Es ist wichtig, uns ganz tief immer wieder klarzumachen: Der Sterbende hört uns!

Das bedeutet einerseits, daß wir in seinem Zimmer nur das sprechen und ebenso achtungsvoll sprechen, wie wir es täten, wenn er wach und gesund im Sessel säße. Die Tatsache seines Hörens legt unserem Sprechen eine zusätzliche Verantwortung auf. Andererseits heißt das aber auch, daß wir ihm auch jetzt noch etwas mitteilen können: unsere Liebe, ein klärendes Wort, eine Bitte um Verzeihung, Dank, Gebet.

Dieses Wissen um das Hören im Sterbeprozeß macht es manchmal schwerer, aber es ist zugleich eine sehr kostbare Möglichkeit für einen liebevollen, klärenden Abschied und für ein geistliches Begleiten.

Der Sterbende hört uns – wir „hören" ihn, zunächst mit unseren Ohren, dann immer mehr mit unserer Seele.

Gespräche mit Sterbenden, das heißt einüben ins Hören – in die Botschaften, die sie uns aus ihrem Grenzbereich schicken. Hören: ganz offen sein, ganz anwesend, ganz nahe sein. „Hören als Grundform der Zärtlichkeit, sagt Kurt Marti. So wird Hören zur Grundform unseres Gesprächs mit Sterbenden.

Wenn ein Kind geboren wird, so lauschen wir hingebungsvoll seinen ersten Lauten, später seinen Silben, Worten, kleinen Sätzen. In seiner Fähigkeit zu sprechen, erkennen und begrüßen wir den geistbegabten Menschen.

Wenn ein Mensch den Erdenweg zu Ende gegangen ist, sind es wieder Worte und Sprach-Bilder, die vom geheimnisvollen Reichtum unseres Menschseins künden.

Ein junger Aidspatient schaut an seinem ausgemergelten Körper herunter und sagt: „Scheiße, daß ich sterbe." Eine Stunde später ruft er mich wieder in sein Zimmer. Über der Stadt flammt ein rotgoldener Abendhimmel: „Sehen Sie das? Das ist doch Energie! Das ist Licht! Und genau solche Energie ist in mir. Und darum kann ich gar nicht sterben. Energie stirbt nicht!"

Das ist Auferstehungserfahrung in der Zeit des Sterbens.

Wir als Begleitende haben an beidem teil: Ich bin sterblich – und das erschreckt mich. Ich trage einen unsterblichen Wesenskern in mir – und darum vertaue ich.

Inger Hermann

Literaturangabe:

Ernesto Flammer in: Sterben – eine Zeit des Lebens, Hg. Helmuth Beutel / Daniela Tausch, 1989.

Udo Schlaudraff, Sterbehilfe und würdiger Tod, in: Deutsche Krankenpflegezeitschrift 1/1988.

Andreas Ebert und Peter Godzik, Verlaß mich nicht, wenn ich schwach werde, 1993.

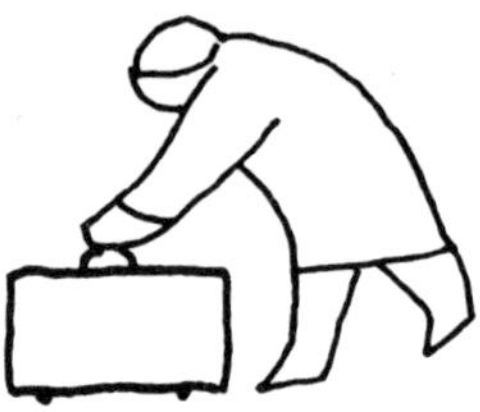

Ein Weg der seelisch-geistigen Begleitung zur Schwelle des Todes kann der sein, daß der sterbende Mensch und wir selbst durch Märchen spirituelle Hilfen erfahren.

Eine weitere Hilfsquelle mag darin liegen, daß wir uns für das Wirken der Engelwesen öffnen und uns ihren Kräften vertrauensvoll hingeben.

8. „Es war einmal ein kleines Mädchen ..." Von den Märchen und dem Wirken der Engelkräfte bei sterbenden Menschen

Die Sterntaler

Es war einmal ein kleines Mädchen, dem war Vater und Mutter gestorben, und es war so arm, daß es kein Kämmerchen mehr hatte, darin zu wohnen, und kein Bettchen mehr, darin zu schlafen, und endlich nichts mehr als die Kleider auf dem Leib und ein Stückchen Brot in der Hand, das ihm ein mitleidiges Herz geschenkt hatte. Es war aber gut und fromm. Und weil es so von aller Welt verlassen war, ging es im Vertrauen auf den lieben Gott hinaus ins Feld. Da begegnete ihm ein armer Mann, der sprach: „Ach, gib mir etwas zu essen, ich bin so hungrig." Es reichte ihm das ganze Stückchen Brot und sagte: „Gott segne dir's", und ging weiter. Da kam ein Kind, das jammerte und sprach: „Es friert mich so an meinem Kopfe, schenk mir etwas, womit ich ihn bedecken kann." Da tat es seine Mütze ab und gab sie ihm. Und als es noch eine Weile gegangen war, kam wieder ein Kind und hatte kein Leibchen an und fror: da gab es ihm seins; und noch weiter, da bat eins um ein Röcklein, das gab es auch von sich hin. Endlich gelangte es in einen Wald, und es war schon dunkel geworden, da kam noch eins und bat um ein Hemdlein, und das fromme Mädchen dachte, es ist dunkle Nacht, da sieht dich niemand, du kannst wohl dein Hemd weggeben, und zog das Hemd ab und gab es auch noch hin. Und wie es so stand und gar nichts mehr hatte, fielen auf einmal die Sterne vom Himmel, und es waren lauter harte blanke Taler. Und ob es gleich sein Hemdlein weggegeben, so hatte es ein neues an, und das war vom allerfeinsten Linnen. Da sammelte es sich die Taler hinein und war reich für sein Lebtag.

Märchen sprechen direkt unsere Gefühle und unser Herz an und werden deshalb bis ins hohe Alter hinein geliebt. Früher, als die Märchen noch nicht aufgeschrieben wurden, sondern von Mund zu Ohr erzählt wurden, zogen Erzählergruppen, besonders während der dunklen Wintermonate, durch die Lande. Sie waren darin ausgebildet, dem einfachen Volk in Bildern Lebensweisheiten zu vermitteln.

Was wollen die Märchen in uns anregen? Die Bilder können nicht mit irdischen Maßstäben gemessen werden, da sie keine Alltäglichkeiten aussprechen. Märchen schildern in Bildern Reifungsvorgänge des inneren Menschen, des Königssohnes. Häufig hören wir von schweren Prüfungen und Widerständen, die überwunden werden müssen, weil nur so Erweckung und Neugeburt eintreten können. Die Helden(innen) *gehen auf gebahnten und ungebahnten Wegen* ihren Prüfungen entgegen, so wie wir es aus unseren eigenen Lebensläufen kennen. Danach kann die Hochzeit in den Märchen gefeiert werden, weil die Seele für reif befunden wird, sich mit dem göttlichen Teil im Menschen zu vereinen.

Dies drückt sich in dem oben abgedruckten Märchen vom Sterntaler aus. Es ist eines der kleinen Kostbarkeiten, das an jedem Kranken- oder Sterbebett erzählt werden kann. In diesem Märchen verbindet sich das fromme Mädchen in aktiver Hingabe mit den in Not geratenen Menschen und gibt aus Mitleid alles her, bis es nackt und bloß dasteht – mitten im dunklen Wald. Und dann – auf einmal – fällt der Sternensegen auf es hernieder. Es hat ein neues, kosmisches Gewand geschenkt bekommen und fühlt sich darin eingehüllt und neu geborgen. Das Märchen schildert also, wie wir die verlorene Verbindung zur Gotteswelt wiederherstellen können: durch Mitleid, Hingabe und Liebe. Auf unser Tun kommt es an. „Was ihr einem meiner Brüder getan habt, das habt ihr mir getan" (Mt 25,40).

Wie können wir uns für die Sterbebegleitung, für die Hilfe an alten, kranken und sterbenden Menschen vorbereiten? Eigentlich müßten wir, so wie die Königssöhne in den Märchen, eigene Todeserfahrungen durchgemacht oder zumindest Todesnähe erlebt haben; möglichst sogar mehrmals. Jeder müßte die Gnade von Auferweckungstagen und von inneren Ostertagen erlebt haben. Und mit dieser Gesinnung sollten wir das Zimmer eines Sterbenden, den wir begleiten wollen, betreten. Dabei ist es nicht so wichtig, was wir sprechen, sondern vielmehr, was wir seelisch-geistig mitbringen und was in dem Raum von uns zurückbleibt. Es sollte ein Licht zurückbleiben, und dieses Licht müssen wir in uns selber vorher vorbereitet haben.

Wenn wir selbst noch keine Todeserfahrung erlebt haben, können wir uns so vorbereiten, indem wir uns dem zuwenden, was mit uns im Schlaf geschieht. Der Schlaf wird auch als Bruder des Todes genannt. Heute meinen viele Menschen, der Tod sei das Ende, sie fielen mit dem Sterben in ein Nichts oder in eine ewige Ruhe. Wir sollten uns bemühen, den Tod so verstehen zu lernen, daß mit ihm die größte Wandlung eintritt. Der Sterbende tritt über eine Schwelle in ein völlig anderes Leben und Tätigsein. An der Todespforte empfängt ihn der gleiche Engel, der ihn bei der Geburt ins Erdenleben hineinbegleitet hat, der Führer eines jeden Schicksals. Ganz ähnliche Schwellenerlebnisse können wir beim Einschlafen und Aufwachen erleben. Dieser Rhythmus begleitet uns unser ganzes Leben. Jeder kann die Erfahrung machen, daß sich sein Einschlafen und Aufwachen verändert, wenn er versucht, all seine Sorgen und belastenden Gefühle aus dem Alltag abzuschalten, und sich im Gebet dem Engel anvertraut. Dann wird am Morgen das eintreten, was ein russisches Märchen so ausdrückt: *Der Morgen ist weiser als der Abend.*

Im Schlaf dürfen wir Lebensweisheit aufnehmen. Der Engel, dem ich im Schlaf begegne, gibt meinem Gewissen und Handeln eine Richtung aus der göttlichen Welt ein. Mit seiner Hilfe finde ich meine wahren Lebensziele. Die irdische und himmlische Welt klingen zusammen wie der Lebensrhythmus „schlafen – wachen". Wenn wir außer einem Tagebuch auch ein „Nächtebuch" schreiben, kann sich uns dieser Bereich mehr erschließen.

Sehr eindrücklich wird dies in dem Märchen „Das Eselein" geschildert. Der im Esel verzauberte Königssohn wirft in der Brautnacht seine Tierhaut ab und erscheint der Königstochter als wunderschöner Jüngling. Aber am Morgen muß er wieder in seine Eselshaut schlüpfen, so wie wir alle es ja auch tun. Am Tage tragen wir unsere gewohnten Eseleien an uns und wissen ja, wie schwer es ist, schlechte Gewohnheiten abzulegen. Doch in jeder Nacht werden unsere Fehler von unserem Engel und anderen hierarchischen Wesen angeschaut und korrigiert – und das mit einer Engelsgeduld.

Wissen wir denn, ob wir nicht in den Nächten Bedeutenderes erleben als am Tage? Warum sagt man, daß es gut ist, vor wichtigen Entscheidungen diese dreimal zu überschlafen? Aus dem Schlaf bekommen wir weisheitsvolle Hinweise und empfangen Engelsbotschaften. Wenn wir einschlafen, verlieren wir unser Tagesbewußtsein und wissen nicht, daß wir in einen Sternendom eintreten, in eine heilende, kosmische Ordnung. Dort leuchtet jenes Licht, das wir mitbringen sollten, wenn wir Sterbende besuchen, die bald selbst nach dem Tod in dasselbe Licht eintreten werden.

Wenn ich das einmal ganz im Ideal ausdrücken wollte, dann müßte das Ziel für uns sein, daran zu arbeiten, aus dem Schlaf Engelsbotschaften zu empfangen, nach denen wir unsere Tagesarbeiten ausrichten. Wir müssen nicht nur an unseren Engel glauben, sondern lernen, mit ihm ins Gespräch zu kommen und auf ihn zu lauschen. Um das zu erfahren, müssen wir unserem Engel entgegengehen, wir müssen den ersten Schritt tun. So sage ich als letztes im Gebet: „Jetzt löse ich mich aus der irdischen Welt und trete ein in die himmlische Welt und übergebe mich einer höheren Führung." Der Engel weiß, was mir fehlt. So ein Tagesabschluß wird zum Herzensgespräch, in dem ich viele Menschen einschließe. Vor der Nacht sage ich mir z. B.: „Heute stellte mir ein Sterbender eine Frage, auf die ich noch keine Antwort wußte." Ich habe oft erfahren, daß sie mir während der Nacht gegeben wurde.

Habe ich das geübt, dann kann mein Engel mit dem Engel des sterbenden Menschen in Verbindung treten, und es bedarf nicht mehr vieler Worte am Sterbebett. Verlasse ich dann das Zimmer, bleibt dieses Licht zurück, und mein Begleiten setzt sich fort, indem ich in meinen Abendgebeten nicht nur Fragen oder Bitten an meinen Engel richte, sondern ebenfalls an den Engel des Sterbenden.

Sterbebegleitung kann durchaus so verlaufen, daß ich selbst kein Wort spreche. Können wir denn ermessen, wie hilflos oder unwichtig oft unsere Worte und wieviel wesenhafter die Worte unserer Engel sind? Es ist oftmals heilsamer, nur still die Hand des Sterbenden in die meine zu nehmen und zu spüren, wie die Wärme von seinem Herzen in mein Herz strömt und umgekehrt. Das ist ein viel wesenhafteres Gespräch als mit Worten und eigenen Gedanken. Gerade wenn Menschen im Koma liegen, erleben wir ganz deutlich die Beschränktheit oder Unfähigkeit, wenn wir nicht die Hilfe der Engel in Anspruch nähmen. Als Begleiter werde ich meinen Engel bitten, sich an den Engel des anderen zu wenden.

Oftmals kann ein Sterbender schwer loslassen. Er erlebt es als eine der schwierigsten Aufgaben, loslassen zu lernen. Er muß sich lösen von seinem Besitz, von seinen Angewohnheiten, und ganz zuletzt muß er seinen Leib loslassen. Das bahnt sich während der letzten Tage an, wenn sich Seele und Geist vom Leib zu lösen beginnen. Für die Seele bedeutet es eine um so schwerere Arbeit, wenn der Sterbende nicht schon während des Erdenlebens das Sich-Befreien geübt hat. Manchmal will er noch krampfhaft das Steuer in den Händen behalten und das Sagen haben. Er verändert sich stark und wird schwierig oder zum Problem für Angehörige und Pfleger. Unsere Hilfe besteht darin zu vermitteln, daß der Engel ihn an die Hand nehmen wird und ihm dann zum Führer wird, weil er ihn besser kennt. Der Engel kennt die Stunde, in der der Sterbende bereit ist, von allem Irdischen Abschied zu nehmen und der Verwandlung entgegenzuschreiten.

Oft werden wir von dem sterbenden Menschen gefragt: „Wann ist es denn soweit? Wie lange muß ich noch warten?" Auch dann können wir auf eine solche Engelsbotschaft verweisen. Etwas in Geduld zu erwarten, ist eine hohe Kunst im Leben. Märchen wie z.B. „Der goldene Schlüssel" oder „Dornröschen" weisen vielfach darauf hin, daß wir das Warten lernen müssen, bis im Leben etwas reif geworden ist. Märchen erweisen sich in diesen Prozessen des Loslassens und Wartens hervorragend als Vorbild, weil in ihnen Erlösungen zur richtigen Zeit geschildert werden. Sie zeigen, daß wir im Leben weder den Schwierigkeiten noch den Todeserlebnissen aus dem Weg gehen können. Aus der Bewältigung und Verwandlung werden uns Mutkräfte zuströmen. Außerdem werden wir durch die Märchen aufmerksam, daß Wichtiges zu ganz bestimmten Zeiten passieren muß, nämlich dann, wenn es reif ist. Unsere Ungeduld, das Nicht-warten-Können kann unter Umständen die Gelegenheiten ungenutzt vorüberfließen lassen. Den weisheitsvoll vorgesehenen Sinn können wir meist erst viel später in der Rückschau erahnen.

Wenn uns Begleitern mehr Zeit zur Verfügung steht, sollten wir mit dem sterbenden Menschen Lebensrückschau anregen und üben. Daraus kann viel gelernt und geläutert werden. Dadurch zieht Ruhe ein während dieser letzten Tage.

Betrachten wir nun, in welche besondere Lebensordnung „Schneewittchen" geführt wird, als es an das Haus der sieben Zwerge kommt. Woher nimmt es das Vertrauen, sich in dem fremden Haus schlafen zu legen, ohne zu wissen, wer die Bewohner sind? Wir hören im Text: *„In dem Häuschen war alles klein, aber so zierlich und reinlich, daß es nicht zu sagen ist.*

Da stand ein weiß gedecktes Tischlein mit sieben kleinen Tellern, jedes Tellerlein mit seinem Löffelein, ferner sieben Messerlein und Gäbelein und sieben Becherlein. An der Wand waren sieben Bettlein aufgestellt …" Wir bemerken, wie diese Ordnung auf Schneewittchen einwirkt und es sich sagt, hier können nur gute Wesen wohnen, wenn sie eine solche Ordnung hinterlassen. Daraus faßt es Vertrauen und reagiert ebenso zartfühlend, indem es von jedem Tellerlein ein wenig ißt: *„Denn es wollte nicht einem allein alles wegnehmen."* Aus jedem Becherlein trinkt es einen Tropfen Wein und hinterläßt jedem der unbekannten Bewohner damit einen Gruß von sich, ehe es sich schlafen legt und sich Gott befiehlt. Es fügt sich in deren Ordnung ein.

Wo haben Zwerge eine solche Ordnung erlernt? Was sind Zwerge für Wesen? Wir sehen sie nicht mit Augen, sie gehören der übersinnlichen Welt an und sind verantwortliche Erhalter der mineralischen Naturordnung. Vor 150 Jahren gab es noch Menschen, die das Wirken der Zwerge erlebten. Sie sind verantwortliche Erhalter der mineralischen Naturordnung. Alle Formgesetze führen sie nach Anweisung höherer Geisteswesen aus. In den Märchen wird deutlich, daß die Zwerge viel gescheiter sind als wir. Ihnen ist auch alles Zukünftige bekannt. Deshalb können sie Schneewittchen vor der bösen Stiefmutter warnen. Sie verhalten sich meist eigenartig, eben nach ihrer eigenen Art, und nicht so, wie wir es vom Irdischen her gewohnt sind. Wenn sie ihre Hilfe erteilt haben, verschwinden sie so unauffällig, wie sie gekommen sind. Diese Wesen dienen uneigennützig denjenigen Menschen, die sich ihnen zuwenden und auf sie hören wollen.

Schneewittchen konnte den Haushalt der Zwerge gut in Ordnung halten, aber wie war es bestellt mit der eigenen, seelischen Ordnung? Sein Begehren nach den farbigen Schnürriemen, dem schönen Kamm und dem Apfel konnte es nicht bezähmen und ließ sich dreimal von der Stiefmutter verführen. Aus eigenem Vermögen konnte es das Böse weder erkennen noch durchschauen noch abwehren, sondern antwortete: *„Die*

Zwerge haben mir's verboten." Ein selbstbewußter, wacher Mensch würde sagen: „**Ich** will nichts kaufen." Dies sollte Schneewittchen lernen. Es war zu gutgläubig, und die Lust auf die angepriesenen Waren war zu groß, als daß es der Warnung der Zwerge hätte folgen können. Schneewittchen mußte sich mit dem Bösen in der Welt auseinandersetzen, um daran seelisch stärker zu werden. Es war nicht die Aufgabe der Zwerge, das Kind davor zu bewahren.

Als Schneewittchen nach den vier Anschlägen auf sein Leben wie tot zu Boden sinkt, wird es drei Tage von den Zwergen beweint. Der Sarg wird nicht wie üblich in die Erde versenkt, sondern für alle sichtbar auf den Berg erhoben. Die Jungfrau verwest nicht. Wie können wir das verstehen? Aus der Weisheit der Zwerge wurde der Sarg aus Kristallen hergestellt, einem Material, das sich in ganz bestimmten Formen gestaltet, nämlich sechskantig. Wenn ein Mensch nun ganz umgeben ist von solchen Formkräften, so hat das Einfluß auf Körper und Seele. Was zu Schneewittchens Lebzeiten noch formlos, begierdenhaft war und es unfähig machte, die böse Stiefmutter abzuweisen und auf die schönen Waren zu verzichten, das erfährt jetzt durch die Kristalle eine Korrektur und Neuformung. Dadurch verwandelt sich sein Wesen, und es lebt weiter aus diesen Formkräften, von denen wie von einer Medizin Heilkräfte ausgehen. Es ist ein todähnlicher Schlaf, ein „Einweihungsschlaf"!

Außerdem schreiben die Zwerge in den inneren Sargdeckel mit goldenen Lettern *den Namen und daß es eine Königstochter ist.* Schneewittchen kann nicht verwesen, weil es „in der Anschauung ihres wahren Namens" weiterlebt, vollkommen unbeeinflußt von der Außenwelt.

Jeder Mensch empfängt vor der Geburt von Gott seinen höheren Namen, nach dem er leben soll, der ihm seine Ziele weist. Gewöhnlich kennen wir diesen Namen nicht, aber unser Engel bewahrt ihn für uns auf. Wenn ich im Leben erfahren will, was Gott von mir erwartet, welche Anforderungen er an mich stellt, dieses oder jenes Schicksal zu tragen, zu erleiden, dann steht das in meinem goldenen Namen eingeschrieben.

Die Szene der Aufbahrung auf dem „Berg der Erhebung" wird als eine rituelle Tod- und Auferstehens-Szene geschildert.

Damit Schneewittchen wieder erweckt werden kann, muß der Königssohn auftreten. Er wird angezogen von dem gläsernen Sarg auf dem Berg und dem goldenen Namen. Er staunt und bewundert die schlafende Königstochter. Durch seine Liebe zu einer Toten tritt die Wiedergutmachung ein gegenüber dem, was ihr Böses von seiten der Stiefmutter angetan worden war. Er schafft dafür den Ausgleich.

Und am Ende der Erzählung wird noch einmal von der Ordnung gesprochen, als *„Schneewittchens Hochzeit angeordnet"* wird – in der Weise, daß *„zu dem Fest auch Schneewittchens böse Stiefmutter eingeladen wurde."* Für einen erweckten Menschen gehört es selbstverständlich zur geistgemäßen Ordnung, zu verzeihen und der Stiefmutter die Gelegenheit zur Läuterung zu geben. Das Böse will sich selbst auch reinigen.

Ich meine nicht, daß wir bei unseren Besuchen ein so langes Märchen erzählen sollten. Es dient vielmehr unserer eigenen Vorbereitung, um das Staunen zu lernen, was Märchen-Weisheit uns sagen kann. Zum Erzählen eignen sich eher kurze Texte wie z.B. „Der gestohlene Heller", „Die Boten des Todes" oder für Hinterbliebene „Das Totenhemdchen".

Was können wir als Begleiter(innen) aus den Märchenbotschaften lernen? Unsere Besuche sollten nach einer inneren Ordnung vorbereitet werden. Wir sollten möglichst zur gleichen Stunde zu Besuch kommen und das voranmelden. Bei Beginn und am Ende können wir das gleiche Gebet oder einen kurzen, für diesen Menschen ausgewählten Text sprechen. Das schafft Vertrauen.

Hören wir nun weitere goldenen Regeln aus dem modernen Märchen „Der Kleine Prinz". Ich zitiere aus dem Gespräch mit dem Fuchs (21. Kap.).

Der Fuchs bittet dreimal: „Zähme mich"; und dreimal fragt der Kleine Prinz: *„Was bedeutet zähmen?"* Der Fuchs: *„Das ist eine in Vergessenheit geratene Sache. Es bedeutet: sich vertraut machen … Wenn du mich zähmst, werden wir einander brau-*

chen." – Wir sollten dieses Gespräch so aufnehmen, als ob es in uns stattfände und es ein ständiges Ringen ist zwischen dem Ego und dem höheren Ich. Egoismus läßt nicht zu, daß unter den Menschen die teilnehmende Liebe aufblüht. Wahre Menschenbegegnungen finden statt, wenn sich die Höheren Ichs vereinigen und egoistische Erwartungen zuvor überwunden worden sind. Weil das nicht von heute auf morgen erreicht werden kann, muß der Fuchs dreimal darum bitten.

Wir hören die nächste Bedingung: *„Du mußt sehr geduldig sein. Du setzt dich zuerst ein wenig abseits von mir, aber jeden Tag wirst du dich ein wenig näher setzen. (...) Wenn du mich zähmst, wird mein Leben wie durchsonnt sein. Ich werde den Klang deines Schrittes kennen, ... er wird mich wie Musik aus dem Bau locken."* Großartige Worte werden gefunden: Das Leben wird durchsonnt sein, und Musik wird das Tier aus seinem Bau locken. Jeder Besuch von uns könnte ebenso Licht und Musik in das Zimmer derer bringen, die darauf warten.

„Es wäre besser gewesen, du wärst zur selben Stunde wiedergekommen. (...) Wenn du irgendwann kommst, kann ich nie wissen, wann mein Herz da sein soll ... Es muß feste Bräuche geben. – So machte denn der Kleine Prinz den Fuchs mit sich vertraut."

Zum Schluß wird das Gespräch auf einen Höhepunkt gebracht und damit abgerundet: *„Hier mein Geheimnis. Es ist ganz einfach. Man sieht nur mit dem Herzen gut. Das Wesentliche ist für die Augen unsichtbar."* (Der Satz wird vom Kleinen Prinzen nachdenklich wiederholt.) *„Du bist zeitlebens für das verantwortlich, was du dir vertraut gemacht hast."*

Das sind goldene Regeln für unsere Arbeit. Wir müssen uns ein neues Gefühl für die Zeit schaffen, der Zeit einen heilenden Rhythmus verleihen. Rhythmus ersetzt Kraft. Überlassen Sie nichts dem Zufall, sondern lassen Sie in Ihr Planen und Handeln innere Ordnung einziehen. Dann können der sterbende Mensch und Sie voneinander sagen: *„Wir werden einander brauchen."*

Unsere Arbeit wird zum Geben und Nehmen.

Ich weiß, wie schwer es uns heute fällt, für andere Menschen wirklich Zeit zu haben, das Gespräch so zu kultivieren, daß wir auf den anderen hören lernen. Wieviel Widerstände sind da zu überwinden. Aber gerade daran werden wir stark, deshalb werden einem jeden Hemmnisse in die Wege gelegt.

Fragen wir uns zum Schluß, was in der Seele des Sterbenden vorgeht. Sie haben große Sehnsucht nach dem Himmelskleid, das wir alle vor unserer Geburt abgelegt haben. Im Verlauf des Lebens haben wir immer mehr vergessen, daß wir gleichermaßen Erden- wie auch Himmelsbürger sind. Doch das Kleid vor der Geburt kann nicht das gleiche sein wie das, welches wir nach dem Tod erhalten werden. Alle unsere Verfehlungen, Schwächen, Abirrungen sind in das Erdenkleid eingewoben. Wir haben nach dem Tod daran zu arbeiten, das Kleid zu reinigen. Was wir durch Selbsterziehung während des Lebens nicht verwandelt haben, das werden wir nach dem Tod fortsetzen müssen. Meines Erachtens ist es ein falscher Trost zu meinen, wir lebten weiter in einer „ewigen Ruhe". Das Unbewußte sagt uns, daß wir uns nach einer Aufarbeitung sehnen. Im Erdenleben können wir aus Bequemlichkeit davor ausweichen, nach dem Tode nicht.

Wenn wir in dieser Gesinnung Sterbende begleiten, bauen wir an der Brücke von hier nach dort, wir arbeiten an der Menschheits-Zukunft. Es gehen sowohl Verbindungen und Wirkungen von hier nach drüben als auch von drüben nach hier.

Wir dürfen Hilfen und Segen von den Verstorbenen hereinbitten für die Nöte unserer Zeit. Ebenso erwarten die Verstorbenen von uns Hilfen. Beides wird geschildert in den Märchen „Der gestohlene Heller" und „Das Totenhemdchen".

Vorgeburtliches und nachtodliches Leben gehören zusammen, sind **ein** Lebensstrom.

In seinem Buch „Rückkehr von morgen" drückt das George G. Ritchie[17] so aus:

„Gott ist sehr damit beschäftigt, Menschen heranzubilden, die wissen, wie sie zu leben haben. Ich glaube, daß das Schicksal der Erde selbst von dem Fortschritt abhängt, den wir machen – und daß wir nur noch wenig Zeit haben.

Das, was wir in der anderen Welt vorfinden werden, hängt davon ab, wie gut wir in der Nachfolge und im Dienst der Liebe Christi vorankommen – hier und jetzt."

Ulrich Schlechtinger

Alle Märchentitel sind aus der Sammlung der Brüder Grimm „Kinder- und Hausmärchen".

Vom Verfasser ist das Buch erschienen „Lebensbilder – Märchenbilder", Zehn Märcheninterpretationen, 1995, Novalis-Verlag, Schaffhausen.

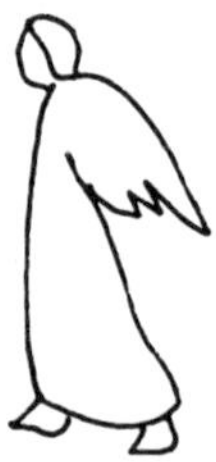

---

[17] Ritchi, G.G.: Rückkehr von morgen. Francke, 1984.

Die würdige Begleitung von Menschen in einem komatösen Zustand setzt voraus, daß wir auch diese Lebensphase als einen noch wichtigen Teil der irdischen Existenz verstehen und die Möglichkeiten einer solchen Begleitung erkennen und verwirklichen lernen.

9. „Ich habe gehört mit den inneren Ohren"

Die Begleitung von Menschen im Koma

„Vier Jahre lang lag der 23jährige Valerio Vasirani nach einem Autounfall im tiefen Koma. Die Ärzte hatten schon alle Hoffnungen aufgegeben, da geschah das Wunder: Der angehende Ingenieur erwachte aus dem Todesschlaf. Nach italienischen Zeitungsberichten von gestern ist es vor allem das Verdienst seiner 20jährigen Verlobten Cecilia Orlandi, daß der junge Mann heute wieder hoffen kann.

Die Krankenschwester war, den Angaben zufolge, kaum vom Bett gewichen, hatte ständig auf ihren Valerio eingeredet und war ihm auf seiner Odyssee durch verschiedenste Kliniken bis ins norditalienische Modena gefolgt. „Ich habe die Hoffnung nie aufgegeben", so Cecilia.

Mit dem Kopf lag sie auf dem Kissen dicht am Ohr des Verlobten, rief gemeinsame Erinnerungen wach, erzählte von Freunden und Urlaubsreisen und manchmal auch ganz intime Erlebnisse. Eines Nachts geschah das Unglaubliche: Als jemand plötzlich das Licht im Krankenzimmer einschaltete, drehte sich Valerio um. Er kehrte ins Leben zurück. Heute befindet sich der junge Mann in einem Rehabilitationszentrum.[18]

[18] Basler Zeitung: „Wunder der Liebe", 12. 5. 1995.

Aus einer ganz anderen Quelle stammt das folgende Zitat:

„Es ist ein Gesetz im Leben: Wenn sich ein Tor vor uns schließt, öffnet sich dafür ein anderes. Die Tragik jedoch ist, daß man meistens nach der geschlossenen Tür blickt und die geöffnete nicht beachtet.[19]

Wenn ich mich auf die Begegnung mit Patienten im Koma vorbereite, dann scheint mein Zeitgefühl sich zu verändern. Es scheint damit zusammenzuhängen, daß Menschen, die im Koma sind, ein völlig anderes Zeitgefühl haben als wir. Jahre können ihnen wie Sekunden vorkommen, und – noch viel verwirrender für uns – Sekunden können ihnen wie Jahre vorkommen.

Ich möchte etwas weiter ausholen und berichten, wie ich selber zu diesem Interesse am Thema Sterben und Tod gekommen bin. Ich denke, für uns alle, die wir uns in der Hospizarbeit engagieren, hängt das Interesse und die Motivation mit der eigenen Biographie zusammen. Ich habe als sechsjähriger Junge meinen Vater ganz plötzlich durch einen Hirnschlag verloren. Damals konnte ich noch nicht begreifen, was es heißt, wenn jemand tot ist. Noch gut erinnere ich mich, wie ich überzeugt war, daß mein Vater nur Kommissionen machen gegangen war und dann wieder einmal nach Hause kommt – und er ist eben nicht mehr gekommen. Ich mußte mich in den folgenden Altersstufen wiederholt damit auseinandersetzen, was dies für mich zu bedeuten habe. Und seither setze ich mich immer wieder damit auseinander. Mit 14 Jahren hatte ich einen schweren Unfall mit einem Pferd, an dessen Folgen ich selber mehrere Tage im Koma lag. Diese Zeit habe ich mit sehr wachem – beinache überwachem – Interesse wahrgenommen. Eine Zeitlang pendelte ich zwischen Koma und Wachbewußtsein hin und her. Jedesmal, wenn ich „auftauchte", versuchte ich, in meinem Gedächtnis und auch auf Notizzetteln festzu-

---

[19] Gide, André: Gesammelte Werke, Autobiographische Tagebücher. Deutsche Verlagsanstalt, Stuttgart, 1984.

halten, was ich in der Komazeit erlebt hatte. Reden konnte ich damals nicht, weil der Kiefer zweimal kompliziert gebrochen war.

Dadurch ist mein Interesse und mein Verständnis für Menschen im Koma und ihre Erlebniswelt gewachsen. Wenn sie mir nach anfänglichem Zögern erzählen, was sie erlebt haben, dann muß ich nicht gleich abwehren und denken, das sind Träume, Phantasien oder Halluzinationen – denn ich habe ähnliches auch erlebt und überprüft. Dabei mache ich die Erfahrung, daß Menschen, die eine Zeitlang im Koma gewesen sind, genau spüren, wer Verständnis haben könnte, und diesen Personen gezielt von ihrem Erleben erzählen, während sie anderen Menschen gegenüber sehr zurückhaltend sind.

Das dritte einschneidende Erlebnis zu diesem Thema war ein 2 1/2jähriger Aufenthalt in Westafrika. Ich bin in meinem ersten Beruf Lehrer für Physik, Mathematik und Maschinenbau und wurde dann von der Schweizer Regierung in eine Entwicklungsarbeit nach Dahomey – heute Benin – gerufen.

Dort haben mich die Totentücher sehr beeindruckt: In vielen afrikanischen Gegenden werden die Verstorbenen nicht in einem Sarg, sondern in einem speziellen Totentuch begraben. Diese Tücher werden in Westafrika den Jungen anläßlich einer Feier an der Schwelle zum Erwachsenenleben gegeben. Jeder bekommt sein Totentuch vom ältesten Familienmitglied überreicht. Diese Tücher werden oft ein Jahr im voraus beim Dorfweber bestellt, denn es ist eine große Arbeit, diese herzustellen. Schmale Bänder werden am einfachen Webstuhl hergestellt und zu einem großen Tuch zusammengenäht. Alle gewöhnlichen Tücher für den täglichen Gebrauch bestehen aus zwölf Bändern, das Totentuch jedoch aus dreizehn. Zwölf ist die Zahl des Ganzen, Vollen (zwölf Monate, zwölf Stunden etc.), dreizehn jedoch eines zuviel, das bedeutet den Tod. Spezielle Muster, die dem jeweiligen Stamm und dem Familienmuster entsprechen, werden eingewoben. So kann jemand, der die Muster kennt, z.B. sofort sagen: „Das ist ein Tuch der Baribas, speziell eines der Königsfamilie von Nikki."

Von ihnen habe ich auch ein Tuch geschenkt bekommen. Ich wurde eingeladen, an dem Fest der Übergabe der Tücher teilzunehmen, und erhielt zu meiner großen Überraschung vom König von Nikki dieses Tuch geschenkt, was einer Art Aufnahme in den Stamm gleichkam. Als mir auffiel, daß das 13. Band an einem Rand länger ist als die andern, erklärte er: „Zuerst hat das seinen praktischen Grund: Damit kannst du das Tuch verschnüren, wenn es zusammengerollt ist, und du erkennst immer den oberen und unteren Rand. Darüber hinaus hat es auch eine symbolische, übertragene Bedeutung: Mit dem Tod hört das Leben nicht auf." Lachend ergänzte er: „Du kannst es auch umdrehen: Vor der Geburt ist schon Leben da." Interessanterweise benutzen die Menschen dort ihr Totentuch täglich, tragen es als Kleidungsstück, decken sich damit zum Ausruhen zu, nehmen es auf Reisen immer mit. Ich habe hochgebildete Geschäftsreisende im Flugzeug gesehen, die sich zum Schlaf in ihre Totentücher gewickelt haben. Dies hat für Afrikaner überhaupt nichts Makabres. Dagegen wäre es bei uns unvorstellbar, wenn bei uns jemand zu seiner Konfirmation seinen Sarg erhielte und er diesen Sarg als Bank in die Küche stellen würde und sich täglich zum Essen daraufsetzte. Diesen Brauch gibt es tatsächlich in nordindischen Bergregionen: Junge Menschen bauen dort mit ihrem Vater zusammen in den Wintermonaten den Sarg und verzieren ihn mit Reliefdarstellungen der Familiengeschichte, die der Vater bei dieser Gelegenheit den Söhnen weitererzählt. Der fertige Sarg wird dann in die Küche gestellt, und die Familie setzt sich zum Essen darauf im vollen Bewußtsein: Das ist der Sarg für den Vater. Übrigens gibt es Mönche, die jede Nacht in ihren Särgen schlafen und so das „memento mori" einüben.

In Nikki lebte auch ein Flötenmediziner. Solche Flötenmediziner sind durch körperliche Behinderungen gekennzeichnet, so wie wir es aus der griechischen Medizin kennen: „Nur der Verletzte kann heilen." Ich habe oft bei diesem Flötenmediziner übernachtet, und er hat mir nächtelang aus seiner Arbeit erzählt und mich dabei zuschauen lassen – ich habe gestaunt über die Offenheit, mit welcher er als eingeweihter Medizinmann mir als Fremdem Einblick in seine Arbeit und Tradition gewährt hat. Mitten in einem solchen Gespräch sagte er: „Übrigens: Bevor du wieder in dein Land zurückgehst, gehe ich zu meinen Ahnen." In ihrer Sprache sagen sie fast nie „sterben", sondern „zu den Ahnen gehen." „Und wenn ich zu den Ahnen gehe, dann brauche ich diese Flöte nicht mehr – dann kannst du sie haben. Wenn du sie in die Hand nimmst, erinnerst du dich daran, was ich dir erzählt habe." Und es ist wirklich so, obwohl es jetzt etwa 20 Jahre her ist, wenn ich der Flöte ein paar Töne entlocke, dann ist mir dieser alte, weise Afrikaner sehr nahe. Diese beiden Erfahrungen aus Afrika haben mir geholfen, mit den Fragen um die Grenzen des Lebens auf eine viel natürlichere Art umzugehen, als wir das üblicherweise bei uns gewohnt sind. Sie haben letztlich dazu beigetragen, daß ich nach meiner Rückkehr in die Schweiz noch Theologie und Psychologie studiert habe. Seit etwa 15 Jahren bin ich Krankenhausseelsorger in Liestal, nahe bei Basel.

Solche Erfahrungen haben auch dazu beigetragen, daß ich beim Schreiben etwas anders vorgehe als noch vor ein paar Jahren: weniger am Schreibtisch als beim Meditieren. Und manchmal sogar arbeitet etwas in mir auch noch im Schlaf daran weiter. So bin ich neulich mit folgenden Sätzen aufgewacht:

> „Was mich wirklich interessiert, sind drei Dinge:
> die Liebe, das Leben und der Tod – und hinter diesen drei Dingen scheint eine gemeinsame Kraft verborgen zu sein, die wir gemeinhin Gott nennen. Sterben ist die reinste Form der Liebe, es ist die intensivste Phase unseres Lebens, ist Abschied und Neubeginn in einem, ist auf den Tod zugehen. Und ich hörte mich fragen: ‚Und der Tod – was ist das?' Und als ob ich eine Stimme hörte: ‚Du wirst ja sehen.'"

Die Mediziner haben versucht, das Koma zu beobachten, zu erforschen, einzustufen und zu messen. Jeden, der mit Komapatienten zu tun hat, befällt zuerst eine Art Ohnmachtsgefühl, eine Unsicherheit. Es ist sehr wichtig, diese Gefühle an uns wahrzunehmen und an ihnen zu arbeiten. Die Einteilung des Komas in verschiedene Kategorien hilft vielleicht, die eigene Unsicherheit etwas zu überwinden – sie ist aber für mich nur ein sehr beschränkt wirksames Hilfsmittel. Die wohl bekannteste Einteilung ist die Glasgow-Komaskala, welche den Ärzten hilft, die Tiefe des Komas einzuschätzen. Es werden hierzu drei Tests durchgeführt:

Augenreaktionen, motorische Reaktionen (Bewegungen des Körpers) und sprachliche Reaktionen. Aus der Summe der gemessenen Punkte wird die Tiefe des Komas in zwölf Schritten festgelegt. (Vgl. am Ende des Artikels die Glasgow-Komaskala).

Über diese zwölf Stufen könnten wir noch einmal vier Stufen setzen, die den üblichen vier Schlafstufen mit den REM- oder Traumphasen in der obersten Schlafstufe entsprechen. Der einfache Unterschied zwischen Schlaf und Koma besteht darin, daß man aus dem Schlaf geweckt werden kann, aus dem Koma üblicherweise nicht.

Über das Erleben eines Menschen im Koma sagt diese Skala jedoch gar nichts. Dank der medizinischen Entwicklung in der Reanimationstechnik gibt es aber zunehmend Patienten, die aus einem solchen Zustand wieder erwachen und die zum Teil über ihre Erlebnisse berichten können. Dies sind unsere wichtigsten Informanten. Etwa zwei Drittel der Patienten berichten nach meiner Erfahrung von detaillierten Erlebnissen, der Rest kann sich an nichts erinnern. Ob diese nichts erlebt haben, oder ob sie – vielleicht zu ihrem psychischen Schutz – wieder verdrängt haben, bleibt unserer Forschung vorerst entzogen – es ist ähnlich wie bei der Traumforschung. Die Berichte von Menschen, die aus dem Koma aufgewacht sind und dann darüber erzählt haben, sind weltweit gesammelt worden. Es gibt über die Nahtoderfahrungen unzählige Bücher (s. Literaturliste am Ende des Artikels). Das Auffallende ist dabei, daß die Grundmuster immer wieder ähnlich sind: der Körperaustritt (Dissoziation), der „Tunnel“, die Begegnung mit dem großen Licht, die Begleitung durch einen „Seelenführer", der Verlust der Zeit- und Raumgrenzen, die Rückblendungen im „Lebensfilm", der Auftrag oder freie Entscheid zur Umkehr und Wiederkehr ins Leben.

Menschen aus ganz verschiedenen Zeiten und Kulturen haben solche Zustände mit ähnlichen Worten und Bildern berichtet. Wir kennen bis weit ins Mittelalter hinein und auch durch mythologische Texte solche Berichte. Eine sehr bildhafte und eindrückliche Beschreibung gibt der arabische Mystiker Ferid ed Tin Atar:

„Das erste Tal, das sich dir darbietet, ist das Tal des Suchens. Nach ihm kommt das Tal der Liebe, die keine Grenze hat. Das dritte ist das Tal der Erkenntnis und Unterscheidung, das vierte das Tal der Selbstgenügsamkeit.

Das fünfte dann ist das Tal der reinen Einheit, das sechste das der Bestürzung, das siebte endlich ist das Tal der Auflösung, der Verwandlung, über das hinaus du nicht fortschreiten kannst. Du wirst dich dort angezogen fühlen und doch nicht weiterziehen können. Ein einziger Wassertropfen wird dort für dich sein wie ein Meer und ein einziger Zweig wie ein ganzer Wald.[20]

Ich möchte nun von drei sehr eindrückliche Beispielen berichten, die für viele andere stehen mögen.

Ein Patient, der in einem medizinisch sehr kritischen Zustand war – es war fraglich, ob er überleben würde oder nicht –, hat in diesem Zustand eine Herzkrise erlebt, in deren Folge er ins Koma gelangte und dann von den Ärzten durch eine Reanimation wieder zurückgeholt werden konnte. Anschließend hat er mir erzählt, wie er plötzlich neben seinem Körper stand und seinen Körper im Bett liegen sah. Er wollte dann die Krankenschwester rufen, aber er hatte nicht die Kraft, die Klingel zu drücken. Durch seinen Wunsch, die Schwester zu holen, begann er, sich durchs Zimmer und Nebenzimmer in Richtung

[20] Buber, Martin: Ekstatische Konfessionen. Bleichler, Gerlingen, 1984.

auf das Stationszimmer „zu bewegen", in welchem die Schwester gerade dabei war, Einträge in die Patientendokumente zu schreiben. Er konnte mir Einzelheiten aus den benachbarten Zimmern schildern, in denen er nie zuvor gewesen war. Er konnte auch Einzelheiten aus dem ihm fremden Patientendokument erwähnen, die ich dann später nachprüfen konnte. Für mich sind dies eindrückliche Beweise dafür, daß es sich bei solchen Geist-Körperreisen nicht um Einbildung und Phantasie handelt, sondern um echte Erlebnisse, die Sinneseindrücke vermitteln, welche nicht mit den körperlichen Sinnesorganen wahrgenommen werden. Wenn wir Patienten fragen, wie sie das gesehen haben, dann verwenden sie oft ähnliche Ausdrücke wie: „Ich hab es gesehen – mit den inneren Augen, gehört mit den inneren Ohren."

Noch eindrücklicher und bedeutungsvoller mag das zweite Beispiel sein. Ich begleitete zwei Patienten, die vor ihrem Spitaleintritt längere Zeit erwiesenermaßen blind waren. Beide hatten über mehrere Jahre im völligen Dunkel gelebt. Während des Komas hatten beide ganz klare optische Sinneseindrücke ihrer Umgebung gehabt. Ich fragte sie: „Wer ist zu Besuch gekommen? Können Sie sich noch erinnern, welche Kleidungsstücke diese Person getragen hat? Mit welchen Farben?" Die Patienten konnten mir alles genau beschreiben – und ich konnte mich mit meinen Augen vergewissern, daß ihre Beobachtungen zutrafen. Im Moment, als sie aus dem Koma heraus waren, waren sie wieder blind wie vorher, jedoch um eine überwältigende Erfahrung reicher. Für mich ist das ein klarer Beweis, daß Menschen im Koma zu Sinnesleistungen fähig sind, deren Zustandekommen wir noch nicht erklären können, deren Existenz wir aber anhand der vielen, weltweit gesammelten Beispiele nicht mehr leugnen können.

Das für mich eindrücklichste Beispiel war der Bericht eines Mannes, der an einem Pankreaskarzinom litt und bei uns im Spital operiert wurde. Während der langwierigen Operation hatte er zweimal einen Herzstillstand, wurde reanimiert und erwachte auf der Aufwachstation nicht mehr aus der Narkose, sondern blieb im Koma. Die Narkose ist ja ein medikamentös ausgelöstes, künstliches Koma. Solche Verläufe sind oft sehr kritisch, weil vorerst noch ungewiß ist, ob das Hirn nicht unter dem Sauerstoffmangel irreversible Schäden erlitten hat und dieser Mensch, wenn er je wieder aus dem Koma erwacht, mit starken körperlichen und/oder geistigen Behinderungen leben muß. Dieser Mann blieb etwa eine Woche im Koma. Ich besuchte ihn täglich und sprach ganz normal, in einfachen Sätzen zu ihm, aus der Erfahrung, daß viele solche Patienten sehr wohl hören, aber nicht reagieren können. Sollten sie einmal nicht hören, dann schadet ihnen ein normaler Kontakt, ein echtes, menschliches Ernstgenommenwerden ja sicher nicht. Als er dann zu unserer Überraschung doch noch aus dem Koma auftauchte, war er sehr verwirrt und verängstigt – nach dem Urteil der Ärzte eine typische postoperative Psychose, weil er Dinge sah, die sie nicht gesehen haben, und weil er überzeugt war, daß er tot sei. Keine logische Antwort konnte ihm diese Überzeugung nehmen. Alle Personen, die ihn pflegten, sah er als Engelwesen im Totenreich und teilte sie in zwei Kategorien ein: Die einen wollten ihn umbringen (merkwürdig – im Jenseits!), die andern ihm helfen. Wenn ihm eine solcherart „böse" Schwester etwas zu trinken bringen wollte, kam er in eine große Aufregung und rief: „Nein, sie wollen mich nur vergiften!" Dann mußte diese Schwester nur hinter den Vorhang gehen und einer anderen Schwester dasselbe Glas Tee geben, von dieser hat der Patient das Getränk dankbar entgegegengenommen. Über mehrere Tage war der Umgang mit ihm so recht schwierig. Wenn seine Frau an der Tür auftauchte, rief er erregt: „Geh weg, geh weg, sonst bist du auch tot." Wir alle haben täglich versucht, ihm zu zeigen, daß er zwar beinahe gestorben wäre, daß er jetzt aber hier im Krankenhaus sei und lebe. „Nein, nein, das stimmt nicht, Sie machen mir etwas vor", meinte er darauf. Nach ein paar Tagen wurde er dann doch etwas unsicher und fragte mich: „Ja, stimmt das wirklich?" „Ja", versicherte ich ihm. Darauf wurde er sehr nachdenklich und meinte dann plötzlich: „Aber warum habe ich dann meine

Todesanzeige in der Zeitung gesehen?" Zum Glück habe ich darauf im gleichen, sachlichen Ton weitergefragt: „Ja, was stand denn dort?" Worauf er mir in allen Einzelheiten die Todesanzeige zitierte. Ich kann mich noch gut erinnern: Ich hatte ein merkwürdiges Gefühl von „Nebel" dabei. Ich machte mir fast automatisch ein paar Notizen und besuchte ihn in der Folgezeit regelmäßig. Sein Zustand stabilisierte sich in den folgenden Tagen, so daß die Ärzte meinten, jetzt sei er über den Berg. Ein paar Tage später fuhr ich in die Ferien. Als ich zwei Wochen später zurückkam, las ich die gestapelten Zeitungen wahllos durch und stieß plötzlich auf seine Todesanzeige. Nachher erfuhr ich, daß sich unerwartet Komplikationen ergeben hatten und er an einer Lungenembolie starb. Ich habe meine Notizen wieder hervorgenommen und erst dann realisiert, daß jedes Wort seiner Todesanzeige mit dem Text in der Zeitung übereinstimmte. Er hatte sogar das Datum, damals war es in der Zukunft, richtig angegeben, als noch niemand in seiner Familie eine Todesanzeige abgefaßt hatte. Es ist dies eines der wenigen, ganz eindrücklichen Beispiele, wo ein Mensch in seiner Zeitreise nicht nur in seine Vergangenheit , sondern in die Zukunft gelangte. Für mich zeigt dieses Beispiel auch, daß Menschen im Sterben, im Koma und im Tod unsere Dimensionen von Zeit und Raum überwinden oder verlassen.

So viel zu diesen drei Beispielen. Wie können wir Menschen sinnvoll begleiten, wenn sie in diesem Zustand sind? Ich habe bis jetzt den Eindruck gewonnen, daß sie eigentlich nur in einer einzigen Phase unsere Hilfe brauchen können, und zwar in der Phase, die oft als Tunnel beschrieben wird. In allen anderen – die Phasen der Lichterlebnisse, die Begegnung mit einem Seelenführer oder Engelwesen, die Erfahrung des Körperaustritts, der Lebensfilm – haben die Patienten nach meiner Erfahrung unsere Hilfe nicht nötig. Diese Phasen laufen, fast möchte ich sagen automatisch ab, sie haben die Kraft in sich selber. Ich bin auch überzeugt, die Patienten bekommen Hilfe aus der geistigen Welt, die ihnen in diesen Passagen besser helfen können als wir, die wir doch sehr stark an Raum und Zeit gebunden sind. Im Tunnel hingegen können große Ängste auftauchen. Bei einzelnen Patienten kann diese Phase über Wochen dauern. Mir war es eine große Hilfe, daß andere Kulturen viel mehr praktische Erfahrung darin haben, ihre Mitmenschen durch diesen Zustand zu begleiten und zu führen.

Wie uns alte Texte und Bilder aus dem Mittelalter oder aus der Bibel zeigen, war dieses Wissen auch bei uns früher verbreiteter. Besonders wertvolle Anregung habe ich aus der Tradition der Tibeter entnommen, unter anderem aus dem für mich sehr wertvollen Buch von Sogyal Rinpoche: „Das Tibetische Buch vom Leben und vom Sterben." Sogyal Rinpoche stellt das Bardo Thödol, das sogenannte Tibetische Totenbuch, für uns Westler verständlich dar. Die Inhalte entsprechen genau den Erfahrungen von Menschen bei uns, die eine Nah-Todeserfahrung gemacht haben.

Zuerst: Woran können wir erkennen, daß ein Mensch im Koma in dem Tunnel ist?

Wenn ich bei einem Menschen im Koma bin und herausfinden möchte, ob er in dieser Tunnelphase ist, versuche ich vorerst, einmal nur sachlich und genau zu beobachten und wahrzunehmen, was ich sehe, höre, rieche, spüre, ohne mich von einem falschen Mitleid ablenken zu lassen. Ich tauche dabei gelegentlich in eine Art Meditation dieses Menschen ein. Ich beobachte vielleicht kurze, nur angedeutete Bewegungen, Zuckungen etwa der Augenlider oder, am deutlichsten wahrnehmbar, spontane Veränderungen des Atemmusters. Dies sind für mich schon ziemlich sichere Hinweise auf die Unruhe, die das Tunnelerleben auslösen kann. Der Atem spiegelt dabei die innere Erlebniswelt gefühlmäßig wider. Wenn diese Gefühle – Angst, Vertrauen, Furcht, Zuversicht etc.- rasch wechseln, kann sich das im Atemmuster niederschlagen.

Ein weiteres praktisches Hilfsmittel habe ich in verschiedenen Kulturen angetroffen, zuerst in Afrika, dann bei Schamanen in Asien. Es ist das „Anhängen" an die Atmung des Patienten. Ich atme dann ein, wenn er einatmet, mache Pausen, wenn er Pausen macht, atme so tief oder flach aus wie er. Das hört sich einfacher an, als es in Wirklichkeit ist. Schon nach kurzer Zeit, nach wenigen Minuten rutschen wir in die gleiche Stimmung, in der sich der Patient befindet. Dies kann auch ein Hilfsmittel sein für die Einfühlung bei Menschen, die nicht im Koma sind, wie wir es zum Beispiel aus Beobachtungen beim Liebesakt wissen. Eine kleine Warnung möchte ich geben: Wenn dieser Mensch zum Beispiel Depressionen hat, kann es geschehen, daß ich nach wenigen Minuten in mir selbst eine starke depressive Verstimmung spüre. Jeder sollte diese Übung nur machen, wenn er damit umzugehen versteht und weiß, wie er wieder durch bewußtes, tiefes Atmen in dem eigenen Muster davon loskommen kann, damit diese Stimmung nicht hängenbleibt.

Was können wir einem Menschen in diesem Zustand sagen, wie können wir ihm helfen? Sollen wir ihn dabei berühren oder besser nicht? In der Regel bin ich zurückhaltend mit Berührungen bei Menschen im Koma. Oft schadet es zwar nicht, es kann ihn aber gewaltsam aus seinem Zustand herausreißen. In Afrika habe ich miterlebt, wie Medizinfrauen und -männer Menschen, die in Trance oder Ekstase geraten waren, durch Berührungen ganz gezielter Art wieder zurückholen. Solche Ansätze habe ich auch schon angewandt, wenn ein Mensch ohne seinen Willen aus seinem Körper ausgetreten war und darunter litt, zum Beispiel unter Drogeneinfluß. Bis jetzt haben wir für Menschen, die unter LSD Horrortrips mit Flashbacks machen, kaum Gegenmittel. Wir sollten solche Eingriffe aber nur anwenden, wenn wir davon überzeugt sind, daß dieses Zurückkommen für diesen Menschen im jetzigen Zeitpunkt auch richtig ist. Und das ist ein heikler Punkt. Im Zweifelsfall würde ich es unterlassen und würde versuchen, ihn nur über die Sprache zu erreichen, mit der ich ihm dann einen Hinweis gebe. Alle mir bekannten Methoden arbeiten hier mit dem Hinweis auf das Licht. Menschen, die im Tunnel sind, sind im Dunkeln. Wenn es nicht ein Tunnel ist, ist es vielleicht eher ein dunkles Tal ohne Ausgang, ein langer, dunkler Korridor ohne

Türen und ohne Beleuchtung. In den Totenbüchern der Tibeter findet sich der einfache Hinweis:

„Wenn du jetzt im Dunkeln bist und nicht mehr weißt, wie weiter, dann halte Ausschau nach einem Lichtstrahl. Und wenn du einen gefunden hast, dann gehe ihm nach, unbeirrt davon, was um dich herum sonst noch passiert, immer diesem Licht nach, bis du ans große Licht kommst.“[21]

Ungefähr mit diesen Worten habe ich schon Patienten zu führen versucht. Wenn ich wußte, daß ihnen die religiöse Sprache vertraut ist, konnte ich das gleiche auch mit religiösen Worten, etwa mit den sogenannten Lichtworten aus der Bibel sagen, wie sie etwa im Mittelalter in der Ars Moriendi verbreitet waren. Einzelnen Patienten, die aus dem Koma wieder erwachten, sagten mir: „Das hat mir damals, im dunklen Loch, zur Orientierung verholfen.“ Etliche sind nicht zurückgekommen, und ich kann nicht mit Sicherheit sagen, ob ich sie mit meiner Stimme erreicht habe, ich vermute es aber.

Wie können wir uns auf Besuche bei Komapatienten vorbereiten? Wichtig ist das bewußte Erleben von Grenzerfahrungen im Alltag. Wir brauchen nicht so sehr besondere Techniken, sondern die Fähigkeit und den Mut, bewußt zu leben und ohne Trübungen wahrzunehmen, denn wir erleben immer wieder Grenzerfahrungen.

Ich möchte hier sieben Punkte für die eigene Vorbereitung andeuten. Der erste Punkt ist: *Sich ganz allgemein auf Schwingungen einstellen*. Fast alles im Leben ist eigentlich Schwingung: Das Licht mit all seinen Farben besteht aus elektromagnetischen Schwingungen, die Klänge und Töne bestehen aus Schwingungen des Luftdrucks, alle Bewegungen bis hin zu den Bewegungen der kleinsten Atomteilchen sind eigentlich Schwingungen. Die neue Physik lehrt uns, daß eigentlich die

---

[21] Sogyal Rinpoche: Das Tibetische Buch vom Leben und vom Sterben. Barth, 1994.

ganze Materie aus Schwingungsmustern besteht, die sich nur in den Frequenzen unterscheiden. Die einfachste Weise, sich auf Schwingungen einzustimmen, besteht in der Arbeit mit Klängen, Tönen, Musik. Gute Musik, meditativ gespielte Musik kann uns helfen, besser, bewußter wahrzunehmen und uns darauf einzustimmen. So kann uns auch das bewußte Wahrnehmen verschiedener Farben helfen. Wir können solche Übungen in unsere persönlichen Meditationen einbeziehen, wir können damit spielerisch umgehen und können dabei erfahren, daß es uns hilft, Schwingungen aller Art sensibler wahrzunehmen.

Als zweiten Punkt möchte ich den *bewußten Umgang mit Atem, Spannung und Entspannung* nennen. Fast in allen Meditationstechniken wird der Atem und die Entspannung als Hilfsmittel für die Begegnung mit Grenzerfahrungen genannt. Gute Erfahrungen habe ich mit einfachen Atemübungen gemacht. Dabei steht das Loslassen beim Ausatmen im Vordergrund. Menschen, die nicht loslassen können, atmen verstärkt ein, oder sie atmen paradox – Sie kennen das wahrscheinlich: wenn bei der Zwerchfellatmung der Bauch sich beim Ausatmen nach vorn wölbt, statt zurückzugehen. Das ist immer Ausdruck einer Spannung, von Angst oder eventuell von Schmerzen. Wenn wir solchen Patienten zeigen können und uns selber auch daran erinnern können, tief und ruhig zu atmen, haben wir eine wichtige Voraussetzung erfüllt. Manchmal lehre ich Menschen, die Mühe mit dem Loslassen haben, ein altes Gebet aus der Tradition der Mönche auf dem Berg Athos. Sie üben es ihr Leben lang ein als Gebet für die Sterbestunde. Es ist so einfach, daß auch geschwächte Patienten es noch lernen können, und es ist oft erstaunlich wirksam: Mit dem Einatmen werden die Worte verbunden: „Herr gib mir deinen Geist." Beim Ausatmen: „In deine Hände, Herr, befehl' ich meinen Geist." Da der Satz beim Ausatmen etwas länger ist, wird automatisch das Ausatmen verstärkt. Ein Gefühl der Ruhe und Geborgenheit breitet sich aus, und die Bereitschaft, den Körper loszulassen und wegzugehen, kehrt ein.

Der dritte Punkt, den ich nennen möchte, berührt *das Spüren von Energiefeldern.* Sicher kennen Sie das alle: Es gibt Orte, an denen wir uns wohl fühlen, also Kraftorte, und solche, an denen wir unruhig werden und in Spannung geraten. Das ist nicht Zufall. Wenn Sie sich immer wieder am gleichen Ort wohl fühlen, dann hat das auch etwas mit diesem Ort und seinen Schwingungen zu tun. So gehen Menschen in den Wald zu ihrem Lieblingsbaum, um dort Kraft zu schöpfen, andere ans Wasser oder in die Berge. Meiden Sie soweit als möglich Orte, an denen es Ihnen nicht wohl ist, und suchen Sie Orte, an denen Sie eine gute Energie spüren. Je mehr und bewußter wir das machen, desto sensibler werden wir, Unterschiede zu erspüren.

Als vierten Punkt habe ich selber und mit Patienten praktiziert, *Visualisationen einzuüben,* das heißt, innere Bilder aufsteigen zu lassen oder in der Phantasie sich ein Bild auszumalen und damit zu arbeiten. Sie kennen vielleicht die Arbeiten von Dr. Simonton und seiner Frau[22], der mit Krebspatienten mit solchen Visualisationen und Selbstsuggestionen in der Entspannung arbeitet und damit erstaunliche Erfolge in der Therapie hat. Wir können sie auch anwenden in der eigenen Bearbeitung unserer Probleme wie in der Begegnung mit schwerkranken und komatösen Patienten.

Damit verwandt ist der fünfte Punkt: *die positiven Affirmationen.* In der tiefen Entspannung geben wir uns selber positive Sätze ein oder lassen sie uns von einer uns lieben Person sagen. Wir wissen, daß solche Affirmationen sehr tief bis in unbewußte Schichten sinken.

Als sechsten Punkt möchte ich ein *Training der eigenen Intuition* anregen. Manchmal sage ich halb im Ernst und halb im Spaß in den Schwesternschulen: „Eigentlich gehört das Training der Intuition als neues Fach in eure Ausbildung." Im Dialekt nennen wir es etwa spontaner Einfall oder „Gschpür" – wir

---

22 Simonton, C., Mattheus-Simonton, S. u. Creighton, J.: Wieder gesund werden. Rowohlt, Reinbek, 1995.

spüren plötzlich etwas und wissen nicht, woher es kommt, aber es ist richtig, und wir begreifen erst hinterher, daß es richtig war. Durch gedankliche Überlegungen wären wir nicht dazu gekommen oder zumindest nicht so schnell. Man weiß heute, daß jeder Mensch intuitive Fähigkeiten hat, daß sie aber in den meisten von uns sehr stark verschüttet sind. Durch gezielte Übungen, die wir aber heute kaum noch kennen, kann man sie trainieren.

Der letzte und siebte Punkt ist, *das eigene Bewußtsein lenken* zu lernen. Wir denken bei Bewußtsein normalerweise an unser übliches Alltagsbewußtsein. Wir können jedoch lernen, unser Bewußtsein zurückzuziehen. Eine gute Gelegenheit dazu bietet sich beim Einschlafen: Lassen Sie es nicht einfach nur geschehen, sondern schlafen Sie bewußt ein, geben Sie das Bewußtsein auf und lassen sich ins Unterbewußtsein sinken. Allerdings: Man kann das nicht mit dem Willen bewerkstelligen, sonst bleibt man nämlich wach. Es ist vielmehr ein Loslassen und Zulassen, daß das Bewußtsein sich wie eine Schnecke in ihr Schneckenhaus zurückzieht und es sich dann beim Erwachen wieder ausdehnt. Es ist ein Wechsel von Loslassen und sich wieder konzentrieren, ähnlich dem Wechsel von Anspannung und Entspannung etwa in der progressiven Entspannung. Das Ziel wäre, verschiedene Bewußtseinszustände bewußter zu erleben. Ich denke etwa an das merkwürdige Einschlafbewußtsein und das Aufwachbewußtsein, die sich wiederum vom Schlafbewußtsein und vom Wachbewußtsein unterscheiden. Wir können lernen, bewußt zu träumen. Dazu kann es helfen, Träume aufzuschreiben und anschließend noch einmal zu betrachten, eventuell auch zu malen und so damit zu arbeiten. Dazu kommt die Beschäftigung mit der reichen Welt unseres Unterbewußten, zu dem uns Träume, Märchen und Mythologien hinführen können. Phasenweise können Erlebnisse aus dem sogenannten Überbewußtsein dazukommen. Auch im täglichen Wachbewußtsein gibt es einen veränderten Zustand, den wir etwa Trancebewußtsein nennen können – im Französichen nennen es einige Autoren „baissement du niveau mental", in dem auch visionäre Erscheinungen oder andere „Einfälle" von außen oder innen gesehen werden.

Zum Schluß möchte ich Ihnen noch ein paar ganz praktische Hinweise geben:

1. Die Aufmerksamkeit auf unsere eigene innere Kommunikation und auf die innere Kommunikation von Menschen im Koma richten. Wir haben verschiedene Instanzen in uns (bei Freud: Überich, Ich, Es, Selbst, bei Bernes TA Eltern-Ich, Erwachsenen-Ich, und Kind-Ich), die in einem selbständigen Austausch stehen, der meist unbewußt abläuft. Wir sprechen dauernd mit uns selber. Schon in den Psalmen begegnet uns die Formulierung: „Da sprach ich zu meiner Seele: sei nicht betrübt und verzage nicht." Es hilft uns auch, innerlich Kontakt aufzunehmen mit einer Instanz im kranken Menschen, die nicht krank ist – in der psychologischen Terminologie würde ich dies als Selbst bezeichnen. Ich glaube nicht, daß das Selbst krank wird, wenn der Körper krank wird. Ich versuche, mit diesem Selbst oder, wie die griechischen Ärzte gesagt haben, mit dem inneren Arzt im Patienten Kontakt aufzunehmen, sein „Wissen" mit einzubeziehen und mit ihm zum Wohl des Patienten zusammenzuarbeiten. Das Ankoppeln der Atmung kann dabei eine Hilfe sein. Wichtig dabei ist, daß wir im Raum, wo der Patient ist, eine ruhige Atmosphäre schaffen. Wir versuchen zum Beispiel auf der Intensivstation, alle Apparate, die nicht dringend gebraucht werden, wegzuschaffen, vielleicht einmal ein persönliches Bild aufzuhängen oder spezielle Gegenstände in die Nähe des Patienten zu bringen, die für ihn eine besondere Bedeutung haben. Das heißt auch, den Besuch von Kindern oder Haustieren zu ermöglichen.

2. Ich denke auch, daß die eigene „psychische Hygiene" in einer solchen Arbeit ganz wichtig ist. Gerade Menschen, die sich gut in andere einfühlen können, die sensibel sind, sind auch gefährdet, das Gleichgewicht zu verlieren. Es sind oft die

Fähigen, die in einem solchen Dienst in Grenzbereichen des Menschseins ausbrennen oder selber krank werden. Sie verdienen unsere Hilfe und Begleitung in besonderem Maß – darum ist auch die Begleitung von HospizmitarbeiterInnen so eminent wichtig. Wir haben in den letzten Jahren die Erfahrung gemacht, daß alle Hospizgruppen, welche nicht eine regelmäßige Supervision hatten, innerhalb kurzer Zeit wieder eingegangen sind.

3. Die bewußte Pflege der eigenen Seele, des eigenen psychischen und spirituellen Lebens, des eigenen inneren Gleichgewichts scheint mir ganz wichtig in dieser Arbeit. Unser Leben in Zeit und Raum bewußt zu gestalten, daß wir uns – wie man in der Bioenergetik sagt – bewußt „erden", verankern, was auch durch gezielte körperliche Übungen oder Aktivitäten wie Sport, Gartenarbeit, Wandern oder ein Handwerk geschehen kann. Dies kann ein guter Ausgleich sein zu intensiver Arbeit mit Grenzerfahrungen.

Abschließen möchte ich mit einem Text aus dem „Bardo Thödol", aus dem Tibetischen Totenbuch. Dieser Text ist mir selber sehr wertvoll geworden. Es geht hier um diese Phase des Durchbruchs aus dem Tunnel zum großen Licht. Das ganze Bardo Thödol ist eigentlich eine Art Reiseführer für die Reise ins Jenseits nach dem Motto: Wenn du einmal stirbst, dann geschieht dies und das, dann halte dich an folgende Regeln, beachte diese Verhaltensanweisungen, damit du gut weiterkommst. Da heißt es:

„Oh du, lausche ohne Ablenkung ... Darauf strahlt ein helles, durchscheinendes Licht auf. Es strahlt blendend klar aus dem Herzen der Gottheit, so daß du dein Auge nicht davon abzulenken vermagst und es doch kaum anzusehen wagst. Fürchte du nun dieses durchdringende, helle Licht nicht, sondern erkenne darin die Weisheit. Laß dein Gemüt dabei im Zustand des Nichtstuns entspannt und gelassen darin ruhen. Wende dich ihm voll Vertrauen und Hingabe zu, folge deinem

inneren Verlangen, denn es ist das Licht der Weisheit der Gottheit. Zu ihm suche deine Zuflucht, bete, und wisse, es ist die Gottheit selbst, die kommt, dich aus den Ängsten und Schrecken des Todes zu erlösen und auf deinen Weg zu leiten ...[23]

Ist dies nicht ein sehr zuversichtlicher, trostreicher Text? Als ich diese Texte las und meditierte, tauchten auf einmal Erinnerungen aus meinem Kulturbereich auf, etwa an biblische Texte, die ja genau dasselbe sagen, uralte Texte, oft gehört, oft zitiert, in Oratorien und Messen gesungen, aber nicht bewußt wahrgenommen. So zum Beispiel der berühmte Satz aus dem 1. Kapitel des Lukasevangeliums, der so dicht zusammenfaßt:

„Durch die barmherzige Liebe unseres Gottes wird uns besuchen das aufstrahlende Licht aus der Höhe, zu leuchten allen Menschen, die in der Finsternis sind und im Schatten des Todes, und unsere Schritte zu lenken auf den Weg des Friedens."

Matthias Brefin

Literaturliste zum Thema „Koma"

Sogyal Rinpoche: Das Tibetische Buch vom Leben und vom Sterben. Barth, Bern, 1994

Kenneth Ring: Den Tod erfahren – das Leben gewinnen. Ex libris, Zürich, 1987

Arnold Mindell: Schlüssel zum Erwachen. Walter, Olten, 1989.

George G. Ritchie: Rückkehr von morgen. Francke, Marburg, 1986

Christian Scharfetter: Der spirituelle Weg und seine Gefahren. Enke, Stuttgart, 1994.

Anya Foos-Graber: Deathing – den Tod bewußt erleben. Knaur, München, 1991

Mario Mantese: Vision des Todes. Daniel Andres, Biel, 1981.

---

[23] Siehe Anmerkung 21.

Alfons Rosenberg: Die Meditation des Herzensgebetes. O. W. Barth, Bern – München – Wien, 1983.
Philipp Goldberg: Die Kraft der Intuition. Ex libris, Zürich, 1987.

Glasgow-Koma Skala

Augereaktion	Augen offen	spontan	4
		beim Ansprechen	3
		bei Schmerz	2
		keine	1
Motorische Reaktion	auf Befehl	ausführen	6
	auf Schmerz*	Schmerz lokalisieren	5
		Rückzug	4
		abnorme Beugung	3
		Streckung	2
		keine	1
Sprachliche Reaktion**		normal	5
		konfus	4
		unadäquat	3
		unverständlich	2
		keine	1
Total			3–15

* Durch Druck auf Knoten bei Strenum: Reaktion der Arme kontrollieren.
** Wenn nötig, Patient wecken, eventuell durch Stimulation der Schmerzen.

Bemerkung: Die Berechnung der Komatiefe erfolgt durch Addition der drei Beobachtungspunkte. Je niedriger die Summe, desto tiefer das Koma.

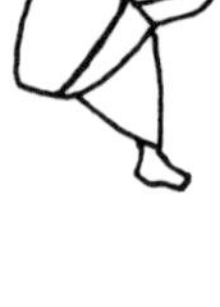

Eine wahrhaft spirituelle Begleitung eines Menschen hört nicht mit seinem Sterben auf. Sie verlangt von uns eine gewissse Auseinandersetzung mit dem nachtodlichen Sein, damit in uns Bilder entstehen, die uns sagen können, auf welche Weise wir den Verstorbenen über die Todesschwelle hinaus begleiten können.

10. Vom Sein nach dem Tod
Anthroposophische Gesichtspunkte vom Leben nach dem Tod

An den Grenzen des Lebens wird es besonders deutlich, daß unser Dasein zwei Seiten hat. Die eine ist unserer Sinneserfahrung zugänglich. Sie ist uns vertraut und bekannt. Für die andere müssen wir die Möglichkeit ihrer Erfahrung erst ausbilden. Zunächst ist sie uns verschlossen.

Die uns für die Sinneserfahrung zugängliche Außenseite des Sterbens ist oftmals abstoßend und Furcht einflößend. In einer materialistischen Zeit wie der unsrigen ist es nur zu verständlich, daß das Thema Sterben tabuisiert wird. Denn man kennt ja nur seine abstoßende, Schrecken erregende Außenseite. Die Innenseite, die der Sterbende selbst erfährt, ist aber ganz anders.

Durch die Hilfe Rudolf Steiners (1861–1925) können wir uns genauere Vorstellungen von dieser Innenseite des Sterbens bilden. Rudolf Steiner hatte durch die Ausbildung erweiterter Wahrnehmungsfähigkeiten die Möglichkeit, diese verborgenen Bereiche zu erforschen. Die Ergebnisse seiner Forschungen hat er wissenschaftlich dargelegt und in seiner „Anthroposophie" genannten Geisteswissenschaft der Öffentlichkeit zugänglich gemacht. Durch die Nah-Todeserfahrungen vieler Menschen sind seine Mitteilungen, was die Anfangsstadien des nachtodlichen Lebens betrifft, weitgehend bestätigt worden.

In den über seine Bücher und viele Vorträge verstreuten Ausführungen unterscheidet Rudolf Steiner im wesentlichen vier Stadien auf dem Weg der menschlichen Seele nach dem Tod. Das erste Stadium könnten wir „Höhepunkt des Lebens" nennen. Unser irdisches Bewußtsein ist immer an feine Absterbevorgänge des Körpers geknüpft. Im Augenblick des Sterbens, der ja in Wahrheit ein durch viele Stunden gehender Prozeß ist, leuchtet das Bewußtsein in so vorher nie erfahrener Helligkeit auf. Ruhe der Seele und Klarheit des Geistes sind die ersten großen Eindrücke beim Verlassen des Körpers.

In der Bewußtseinshelligkeit taucht das ganze Leben in mächtigen Bildern auf. Alle Erlebnisse des ganzen Lebens erscheinen in großer Eindringlichkeit. Zugleich bemerkt der Sterbende, daß er nicht allein auf diese Erinnerungen hinschaut. Da ist einer, der mit unendlicher Güte und Verständnis mit ihm schaut und der wie aus seinem Inneren die Frage wachruft: „Was hast du aus deinem Leben gemacht?"

Das alte Wort „In Christo morimur" (in Christus sterben wir) bekommt einen ganz konkreten Inhalt: Wir sterben in die Christuserfahrung hinein. Das gilt für jeden Menschen.

Im Antlitz des Gestorbenen, das in der ersten Zeit sich oft in erstaunlicher Weise wandelt, können wir einen Abglanz dieser Erfahrungen wahrnehmen. Es vermittelt den Eindruck eines Lauschenden, eines Betenden. Hier ist ein Mensch, der intensive innere Erlebnisse durchmacht, der nicht gestört werden möchte.

Aus einem rechten Verständnis dieser ersten Etappe ergibt sich bereits vieles für das Begleiten der Sterbenden und der Gestorbenen. Zum einen die innere Gewißheit, daß ich da einen Menschen begleite, der auf das größte Erlebnis seines Lebens zugeht. Dies aber ist mit dem durchdringenden Ernst der Frage verbunden: „Was hast du aus deinem Leben gemacht?" Im Ausdruck seiner Augen können wir es erkennen, wenn ein Mensch wirklich in der Nähe des Todes ist. „Todernst" wird sein Ausdruck, und er ist dankbar, wenn wir diesen Ernst aushalten können. Die Geschäftigkeiten des Lebens interessieren ihn nicht mehr. Er wird aber gern lauschen, wenn wir ihm aus den Abschiedsreden Christi vorlesen. Da begegnet er der Sphäre, der er jetzt selbst so nahe ist.

In den ersten zwei bis drei Tagen nach dem Tod ist es sehr schön, wenn eine Aufbahrung und Totenwache stattfinden kann. Von großer Bedeutung ist dabei die Umgebung, in welcher sich der Aufgebahrte befindet. In der Christengemeinschaft in Stuttgart haben wir einen Aufbahrungsraum, der plastisch und farblich sehr schön gestaltet ist. Schon davon geht eine große Hilfe aus. Bei keiner Gelegenheit empfinden wir die Erlösungsbedürftigkeit der Welt so stark wie im Angesicht des Todes. Dostojewski sagt einmal: „Nur die Schönheit kann die Welt erlösen." Kunst im Umkreis des Sterbens hat wirklich etwas Erlösendes. Vielleicht offenbart sich uns die ganze große Bedeutung der Kunst nie so deutlich, wie bei einer solchen Gelegenheit. Sie baut eine lebendige Brücke zwischen hüben und drüben. Sie erhebt das Irdische zum Geistigen.

In unserem Aufbahrungsraum hat schon manche Familie von ihrem Verstorbenen in einer tröstenden Weise Abschied genommen. Manchmal wurde sogar musiziert und gesungen. In jedem Fall ist es schön, Erinnerungen auszutauschen, vielleicht sogar etwas aus dem Leben aufzuschreiben. Immer wieder etwas laut aus dem Evangelium vorzulesen, kann uns erleben lassen, welch reinigende Kraft im Evangelienwort liegt. Das Christuswort: „Mein Reich ist nicht von dieser Welt", kann uns eigene Erfahrung werden.

In Rußland habe ich einen nützlichen Brauch kennengelernt. Man stellt unter den Sarg eine Wanne mit Brennesseln. Indem sie verwelken, geht von ihnen eine konservierend wirkende Ausdünstung aus. Dies hilft gegen den Verwesungsgeruch. Wenn keine Brennesseln wachsen, kann auch Trockeneis helfen, das wir in den Sarg unter den Leichnam legen.

Das zweite Stadium, das Rudolf Steiner aus seinen Forschungen heraus beschreibt, hilft zum Abstreifen der Verhaftungen an die irdischen Gewohnheiten. Wir könnten es „Reinigung" nennen. Der Mensch lebt noch einmal alle Stationen seines Lebens durch, allerdings rückwärts gehend und nun so, wie es auf andere Seelen gewirkt hat. Dabei erfährt er schmerzlich alle seine Unzulänglichkeiten und was er der Welt schuldig geblieben ist. Schon in dieser Phase entsteht der starke Trieb, in einem späteren Leben Schuld abzutragen, ein besserer Mensch zu werden.

Goethe hat am Ende des Faust-Dramas dieses Stadium in großartiger Weise beschrieben.

(Pater Ecstaticus): Pfeile, durchdringet mich,
Lanzen, bezwinget mich,
Keulen, zerschmettert mich,
Blitze, durchwettert mich;
Das ja das Nichtige
Alles verflüchtige,
Glänze der Dauerstern,
Ewiger Liebe Kern.

Daß es letztlich nur darauf ankommt, wieviel Liebe wir aufbringen, wird der menschlichen Seele ein intensives Erlebnis. Der Wunsch, in einem künftigen Leben besser lieben zu lernen, durchglüht die Seele immer stärker und löst sie aus den Verhaftungen an das vergangene Leben.

In diesem Stadium ist der Mensch noch stark mit sich beschäftigt, hat aber gleichzeitig das intensive Bedürfnis, am Leben der Zurückgebliebenen teilzunehmen. Wiederum ist es Goethe, der am Ende des Faust uns ein Beispiel gibt, wie das sein kann. Er läßt den Pater Seraphicus zu verstorbenen Kinderseelen sprechen:

Steigt herab in meiner Augen
Welt- und erdgemäß Organ,
Könnt sie als die euren brauchen,
Schaut euch diese Gegend an.

Daß wir uns Vorangegangene an schönen Natur- und Kunsterlebnissen, Gottesdiensten u.a. teilhaben lassen können, ist etwas, das das Band zu ihnen immer stärker werden läßt. Rudolf Steiner spricht sogar vom Vorlesen für die Toten. Er selbst sprach während der Jahre des Ersten Weltkrieges vor jedem seiner Vorträge ein Gebet, mit dem er für die Gefallenen betete. Von diesem Gebet sagte er einmal, es sei ein so stark wirkendes Mantram, daß wir mit ihm sogar etwas für die Welt der Toten im allgemeinen tun können, während sonst nur eine Verbindung mit den uns schon im Leben verbunden Gewesenen möglich sei. Es lautet so:

Geister eurer Seelen, wirkende Wächter!
Eure Schwingen mögen bringen
Unserer Seelen bittende Liebe
Eurer Hut vertrauten Sphärenmenschen,
Daß mit eurer Macht geeint
Unsere Bitte helfend strahle
Den Seelen, die sie liebend sucht.

(Es kann natürlich auch in der Einzahl gesprochen werden.)

Er sprach nicht von Toten, sondern von Sphärenmenschen. Im Körper erleben wir uns im Mittelpunkt, die Welt um uns herum. Im Nachtodlichen fühlt sich der Mensch so, daß er das, was an ihn herankommt, im eigenen Inneren aufsteigend erlebt, so wie im Leben Erinnerungen aufsteigen. Im Verlauf des nachtodlichen Lebens wird dieser innere Inhalt immer reicher, der Mensch fühlt sich als wachsende Sphäre, die diesen Inhalt umfaßt.

Ein drittes Stadium beginnt, wenn der Mensch aus dem Nebel der Subjektivität heraustritt und der geistigen Welt ansichtig wird. Jetzt wird er für eine kürzere oder längere Zeit ein Bürger der geistigen Welt, taucht ein in die Gotteswelt. Wir können diese Etappe das „Ruhen in Gott" nennen. Wobei Ruhen allerdings höchste innere Regsamkeit bedeutet. Auch für dieses Stadium ist das, was wir für die Sterbenden und Gestorbenen tun, noch von großer Bedeutung. Am Tor zur geistigen Welt begrüßen die Engel den Toten mit einem himmlischen Kultus. Die Bestattungsfeier auf der Erde sollte ein Abbild dieses Kultus sein, wenn sie eine reale Bedeutung haben soll. Dazu gehört notwendig ein Lebensbild, das dem Verstorbenen zu erkennen hilft, wie sich sein Dasein im Erleben der Mitmenschen gespiegelt hat.

Der vierte Abschnitt soll uns hier weniger beschäftigen. Er umfaßt das, was den Menschen in ein neues Erdenleben führt.

Alles hier Angesprochene ist geeignet, in uns vor allem eine andere Stimmung gegenüber dem Tod zu erzeugen. Und das ist das wichtigste Ergebnis. Das Sterben wird wieder etwas, dem wir uns zuwenden können. Der Tod wird zum Erneuerer des Lebens.

Das hat sehr reale Folgen. Unser Leben auf der Erde gewinnt vom Tod her gesehen erst seine ganze Kostbarkeit. Der verdrängte Tod erzeugt Depression. Der ins Leben aufgenommene Tod wird zum Erwecker der Lebensbejahung und der Lebensfreude.

Die Hospizarbeit hilft einzelnen Menschen, ihr Schicksal zu bewältigen. Sie hilft darüber hinaus, das Sterben, das durch Verdrängung zur Lebensbedrückung geworden ist, in seine ihm gebührende Stellung zu heben. Insofern ist sie ein wichtiger Beitrag zur Vermenschlichung der Kultur.

Dieter Hornemann

Wenn wir die Verbundenheit des Verstorbenen mit den auf der Erde zurückgebliebenen nahen Menschen ernst nehmen, so muß die Trauerbegleitung der Hinterbliebenen als ein wichtiger Teil der Hospizarbeit angesehen werden. Auch die Trauernden, die einen geliebten Menschen vermissen, gehen durch einen Sterbeprozeß und benötigen spirituelle Begleitung.

11. Wie Leben sich erneuern kann
Von der Trauer und dem Trost

Eine Grundfrage, die unsere ganze Geistes- und Religionsgeschichte durchzieht: Woraus bezieht und wie findet der Mensch jene Kräfte, die ihm helfen, sich aufzurichten, Krisen zu durchleben, Verwandlungsprozesse zu erfahren, sich neues Leben zuzutrauen und eine neue Identität zu finden?

Wir wenden uns diesen Fragen in drei Schritten zu:

1. **Was ist Trauer? Was geschieht eigentlich in der Trauer?**
2. **Vom wahren und vom falschen Trost. Wann und warum will sich die Seele nicht trösten lassen?**
3. **Das Geheimnis unserer Seele. Wie aus Trauer neues Leben wachsen kann.**

1. Was ist Trauer?

Trauer ist viel mehr als nur die Erfahrung, daß uns ein lieber Mensch fehlt. Wenn wir einen lieben Menschen verlieren, spüren wir, daß wir nicht nur diesen Menschen, sondern zugleich unser ganzes Leben, unsere innere Identität, das, was wir selber sind, verloren haben.

Die Wohnung, in der wir uns mit dem Verstorbenen zusammen wohl fühlten, wird plötzlich zum Ort, an dem der Schmerz besonders dicht erlebt wird. Die Erinnerung an eine schöne gemeinsame Wanderung wird zum inneren Bild, das die Tränen besonders hervortreibt.

Liebe bedeutet auch: Durch den anderen bin ich geworden, was ich bin.

Wer bin ich aber jetzt noch, wenn der andere fehlt, durch den ich wurde, was ich bin?

Die Sicherheit, aus der ich lebe; die Perspektiven, nach denen ich mich ausrichte; die Hoffnungen, die mich tragen; der Zeitplan, der mich ordnet; die Anlehnung, die mir Wärme gibt; die Herausforderung, die mich mobil hält; die Kraft, die mich stützt oder die Behutsamkeit, die mir wohltut – all das bricht ab und fehlt mir.

Mein Ich verschwimmt, weil das Du, das mich anspricht, verstummt ist.

Nicht nur das Leben eines anderen, auch mein Leben ist gestorben, und ich weiß noch nicht, wer ich werden kann.

Ein neues Leben, eine neue Identität muß sich durch die Trauer hindurch bilden. Diese innere Auseinandersetzung mit dem Verlust und die Suche nach einer neuen Identität nenne ich Trauer.

Es geht in der Trauer also um ein doppeltes Geschehen: um ein Sterben und Geboren-Werden.

Solche Prozesse durchleiden wir nicht nur, wenn jemand stirbt. Auch bei einer Scheidung werden Menschen aus ihrer inneren Identität geworfen. Trauer entsteht, wenn jemand seine Arbeit verliert, mit der er sich identifiziert hat, oder wenn durch eine Krankheit die Selbstverständlichkeit unseres seitherigen Lebens zerbricht.

Immer stecken in der Trauer diese zwei Bewegungen: einerseits die Auseinandersetzung mit dem Verlust und gleichzeitig – oft unbewußt – die Suche der Seele nach einer neuen Identität.

2. Was ist Trost?
Vom wahren und vom falschen Trost

Wir beobachten, daß in derartigen Krisensituationen die Grenze zwischen Bewußtem und Unbewußtem in uns viel durchlässiger wird.

Menschen, die mit möglichem Sterben konfrontiert werden und Menschen, die trauern, erzählen viel mehr von Visionen, von transpersonalen Erfahrungen, von „Zufällen", in denen uns etwas Hilfreiches zufällt, von besonders eindrucksvollen Träumen.

Es könnte eine geradezu instinktive Fähigkeit des Menschen sein, daß wir dort, wo der Boden wankt, unsere Wurzeln umso tiefer wachsen lassen, bis in den Boden des Unbewußten.

Dabei ergibt sich das Problem, daß unser rationaler Mensch, der zum Bereich des Unbewußten kaum Kontakt hat, dies nicht verstehen kann und häufig auch kein Vertrauen zu solchen Möglichkeiten entwickelt.

Für den rationalen Menschen in uns wird Trauer nur als totale Hilflosigkeit erlebt, weil er keinen Zugang zu jenen aus dem Unbewußten kommenden Kräften hat. Deshalb kann er nicht glauben, daß inmitten der Trauer unsere Seele heimlich schon die neue Identität sucht und aufbaut.

Um dieser Katastrophe totalen Fallens zu entgehen, suchen wir Formen von Tröstung, wie sie sich aus dem rationalen Denken nahelegen.

Einige davon nenne ich:

- Beschwichtigung oder Selbstbeschwichtigung:
  Denke, wieviele andere ähnlich leiden! Schau, deren Mann war noch jünger und mußte schon sterben! Bedenke, was der Verstorbenen alles erspart blieb! Du hast doch alles getan, was man konnte! Ihr habt's so lange schön gehabt, da mußt du dankbar sein.
- Rationalisierende Leugnung des Schmerzes:
  Wir stehen fest im Glauben, also klagen wir nicht! Ich weiß

sie in der Hand Gottes, das hilft gegen den Schmerz! Wir wissen doch, daß es einmal kommen mußte, warum dann klagen? Wenn man sich zusammennimmt, kann man alles!

- Selbstbezwingung:
  Ich hab' alles im Leben bis jetzt in den Griff bekommen, da werd' ich das auch schaffen! Bevor sie starb, hat sie nie geklagt, dann darf ich mich auch nicht gehen lassen! Wenn man sich selbst bemitleidet, wird's natürlich nicht besser!
- Ablenkung:
  Mein Mann versinkt fast in der Arbeit. Er meint, das sei für ihn das Beste. Wenn Sie wollen, können Sie mit uns nach Kreta, da können Sie alles hinter sich lassen. Gott sei Dank hat man Enkel und Kinder, die einen fordern.

Das alles ist rational richtig. Es ist auch nicht verboten. Nur eines: „Meine Seele will sich nicht trösten lassen."

In Psalm 77 geht das Gebet weiter: „Gedenke ich an Jahwe, so muß ich stöhnen, sinne ich nach, so verzagt mein Geist."

In den Psalmen und vor allem vom trauernden Hiob wird jene Erfahrung genau beschrieben. Diese rational „richtigen" Tröstungen helfen nicht. Sie beschwichtigen höchstens für den Moment. Sie schaffen vielleicht eine kurze Unterbrechung der Trauer, aber keinen Trost.

Meine Seele will sich nicht trösten lassen, denn auch wenn ich vom Denken her weiß, daß Gott allmächtig ist und daß ich gegen ihn nichts ausrichte, so spüre ich doch den Drang, mit ihm zu rechten und zu streiten.

Ich brauche Zeit und Erlebnis für meinen Schmerz.

Hiob sagt zu seinen Freunden: „Ich will meiner Klage Lauf lassen und reden in der Betrübnis meiner Seele" (10,1).

„Ich wollte zu dem Allmächtigen reden und wollte rechten mit Gott. Aber ihr seid Lungentüncher und seid unnütze Ärzte" (13,3–5).

Wie entsteht Trost dann?

Es ist ein sehr komplexes Geschehen. Indem ich einen Zugang, eine Offenheit in meiner Seele wage, lasse ich die Dynamik der Trauer zu. Genau in dieser Offenheit zu meinem eigenen Schmerz erfahre ich von mir nicht machbare Kräfte. Das Vertrauen, das in mir göttliche Kraft wirkt, macht belastbar, daß wir die Gefühlsstürme der Trauer wagen.

Dabei machen wir noch eine interessante und tröstliche Beobachtung.

Ich habe nämlich den Eindruck, daß unsere Seele ein ganz feines Gespür entwickelt, wieviel Schmerz, Aufwallung, Wut, Schuld, Gefühlsmeer sie uns wann zumutet.

Am Anfang der Trauer treibt uns die Seele häufig in eine Art Erstarrung, d.h. sie schützt uns, weil sie spürt, daß wir Zeit brauchen.

Auch später beobachten wir in der Entwicklung der Trauer gewisse Intervalle, wie die Seele uns manchmal sehr viel zumutet und manchmal verblüffend Ruhe gewährt.

Wir beobachten auch, daß unsere Seele sich manchmal wehrt, wenn wir sie durch rationale Tröstungen quälen.

Wenn wir uns z.B. zu lange ablenken, dann kann sie uns um so grausamer überfallen, als ob sie uns bestrafen wollte.

Es geschieht aber auch, daß wir geradezu magnetisch hingezogen werden, dorthin, wo wir wissen, daß es weh tut: an den Unfallort, ans Grab, an ein Bild, ins Zimmer des Verstorbenen, zu einem Kleidungsstück, das nach ihm riecht.

Es ist, wie wenn die Seele sagen wollte: „Jetzt kannst du." Danach kommt manchmal eine erschöpfte, müde, aber gleichzeitig wohltuende Leere auf, als ob die Seele sagen würde: „Der Sturm deiner Trauer soll jetzt eine Pause haben."

Trauernde sind manchmal verunsichert, wenn sie merken, daß zusätzliches Leid, z.B. ein Tod in der Nachbarschaft, sie kaum bewegt. „Ich komme mir da manchmal fast herzlos vor." Es ist, wie wenn die Seele ein „Belegt"-Schild an ihre Türe machen könnte. Wenn jemand soviel Schmerz in sich bewegt, daß einfach nicht mehr möglich ist, dann ist ein solcher Schutz hilfreich.

Wir unterscheiden deshalb zwischen Verdrängung, die Trauer völlig abschiebt und den Schmerz total einsperrt einerseits, und einer durch die Seele regulierten Vertagung oder Dosierung von Trauer andererseits.

Das führt zu einer weiteren wichtigen Beobachtung:

Wenn's dir sehr weh tut, wenn die Trauer an dir rüttelt und wenn du empfindest „Ich muß die Gefühle meiner Schuld vor mich hinstellen", wenn Wut in dir kocht, wenn du schreien und weinen könntest, wenn Träume dich nicht loslassen, wenn du den Tod des Verstorbenen innerlich immer wieder siehst, dann fühlst du dich dabei ganz schwach und ganz ohnmächtig.

Gleichzeitig heißt dies: Deine Seele traut dir das jetzt zu. In solcher Schwachheit steckt untergründig viel Kraft. Der Apostel Paulus sagt: „Wenn ich schwach bin, so bin ich stark" (2. Kor. 12,10).

Die Seele will sich nicht von außen trösten oder vertrösten lassen, weil in ihr von innen heraus Trost wächst – als Verwandlung von Leben, als das Wachsen einer neuen Identität.

3. Das Geheimnis unserer Seele. Wie aus Trauer neues Leben werden kann

a) Kann man die Seele beschreiben? Sie ist kein greifbares Organ. Sie ist eher eine in uns wirkende Dynamik.

Diese Dynamik kann ich nur mit drei gleichzeitig wirksamen Aspekten beschreiben.

- Zum einen die Beobachtung, daß wir in uns etwas wie einen offenen Raum, eine Stille, ein Empfinden von Getragen-Sein aus dem Schweigen heraus erfahren können. Das ist die Grundlage aller Mystik.
- Zweitens gehört dazu, daß wir in dieser inneren Offenheit tranzendente, göttliche Kraft in uns erfahren.
  Carl Gustav Jung sagt dazu: „Die Innigkeit der Beziehung zwischen Gott und Seele schließt jede Minderbewertung der

Seele von vornherein aus. Es ist vielleicht zu weit gegangen, von einem Verwandtschaftsverhältnis zu sprechen; aber auf alle Fälle muß die Seele eine Beziehungsmöglichkeit, d.h. eine Entsprechung zum Wesen Gottes in sich haben, sonst könnte ein Zusammenhang nie zustande kommen." Religion ist deshalb für Jung eine „sorgfältige Berücksichtigung und Beobachtung gewisser dynamischer Faktoren, die aufgefaßt werden als „Mächte": Geister, Dämonen, Götter, Gesetze, Ideen, Ideale oder wie immer der Mensch solche Faktoren genannt hat, die er in seiner Welt als mächtig, gefährlich oder hilfreich genug erfahren hat, um ihnen sorgfältige Berücksichtigung angedeihen zu lassen (Ges. Werke XI, 4). Carl Gustav Jung sagt deshalb, die Seele sei ein „autonomer Faktor", und religiöse Aussagen seien seelische Bekenntnisse, die in letzter Linie auf unbewußten, transzendentalen Vorgängen beruhen.

Wir erfahren dabei, daß wir gar nicht Herren im eigenen Haus sind, ja sogar, daß wir in unserem innersten Kern uns nicht selbst haben und nicht machen können.

- Der dritte Gesichtspunkt ist, daß die Seele zwar wie ein „autonomer Faktor" wirkt, zugleich aber nur wahrnehmbar ist in einer dialogischen, geradezu osmotischen Beziehung zum Bewußten.

  Das menschliche Bewußtsein ist die Leinwand, auf die die Bilder, Reaktionen und Dynamiken der Seele fallen und erst dort bewußt wahrgenommen und bedacht werden können.

  Diesen Aspekt der Seele als eines dialogischen Innenlebens in uns wollen wir jetzt genauer betrachten.

b) Die Polarität „weiblich-männlich" im inneren Dialog des Menschen.

Wenn wir die Seele als jene innere Öffnung verstehen, durch die hindurch der Mensch jene transzendenten Kräfte, Mächte, Bewegungen erfährt, dann wird die empfängnisbereite Frau zum Symbol für dieses Geschehen.

Die Jungfrau Maria mit dem Kind wird zum Symbol für jene

Seite innerer Erfahrung, daß wir Kräfte von Wachsen, von Verwandlung, von neuem Leben – ohne unser Zutun, gewissermaßen jungfräulich – in uns empfangen.

Darum das Erstaunen, das aus dem rationalen Menschen kommt: „Wie soll das zugehen?"

In der Weihnachtsgeschichte stehen dem zwei Männer gegenüber: Josef, der sich den seelischen Prozessen auch der weiblichen Seite in sich öffnet und sich stark von seinen Träumen leiten läßt, und Herodes, der die Verunsicherung durch die unverfügbaren Kräfte total abwehrt.

Wenn wir von der Seele reden, müssen wir also auch hier die Polarität, d.h. die Zusammengehörigkeit weiblich-männlich im Blick behalten.

Das Bewußtsein, die rationale Seite im Menschen muß in Korrespondenz treten zu den Bewegungen aus dem Unbewußten.

Sie können das an Träumen gut beobachten. Damit wir uns einen Traum merken können und damit dieser Traum uns beeinflussen kann, müssen die Bilder aus dem Unbewußten auf die Leinwand des Bewußten fallen. Das Bewußte muß also eine Aufnahmebereitschaft zur Verfügung stellen, damit wir die Zeichen wahrnehmen, reflektieren und praktisch umsetzen können.

Dabei muß ich hinzufügen, daß unser Unbewußtes sich nicht nur in Traumbildern äußert. Wir können auch wahrnehmen, wie aus ganz viel Unsicherheit überraschend eine innere Gewißheit auftauchen kann oder daß wir inmitten aller Schwachheit doch auf unerklärliche Weise von innen gestützt sind, auch daß wir in somatischen Vorgängen die Dynamik aus dem Unbewußten spüren.

Übertragen in die Symbole unserer Religion bedeutet dies: Das göttliche Kind als Symbol für wachsende Kraft in der Seele will nicht für sich bleiben. Es dringt in den Kosmos der Rationalität ein und wird dadurch dem Herodes zur Provokation. Es will auch nicht nur in unserem Unbewußten geboren werden oder gefangen bleiben, sondern in unsere Leiblichkeit hineinwirken.

Was Seele ist, erfassen wir erst, wenn wir diesen ganzheitlichen, inneren Dialog zwischen Unbewußtem und Bewußtem, zwischen Seele und Körper in uns wahrnehmen. Wir sind zugleich Empfangende und Gestaltende unseres Lebens.

c) Seele – Ort der Gottesfurcht und Gotteserfahrung

Viele von uns haben schon gespürt, daß dieser Einbruch von Mächten und inneren Bewegungen, die wir nicht machen, sondern auf unerklärliche Weise empfangen, auch Angst und Abwehr auslösen kann.

Darum beginnt die Anrede in der Konfrontation mit Gott in der Regel mit den Worten „Fürchte dich nicht".

Das heißt: Halte dieser Erfahrung stand, auch wenn du momentan die Verfügung über dich verlierst.

Ich habe schon darauf hingewiesen, daß in Krisen des Lebens sich solche Erfahrungen dichter und häufiger einstellen.

Woher kommt z.B. jene unerklärliche Ruhe, die oft den Raum erfüllt, wenn jemand gerade verstorben ist?

Woher kommen die Gesichter, die inneren Stimmen, die Begegnung mit lieben Menschen aus der Kindheit bei Menschen, die dem Tode nahe sind? Woher kommen die Lichterscheinungen beim Übergang ins Sterben? Wie kommen die Stimmen und Bilder der Verstorbenen in uns auf?

Viele leugnen solche Erscheinungen oder finden sie irritierend.

Wenn wir sehr viele solche Erfahrungen zulassen und sie sogar sammeln – wie C. G. Jung dies tat – entdecken wir, daß diese Bilder nicht „schlechthin grenzenlos chaotisch variieren, sondern erkennen lassen, daß sie sich auf wenige Prinzipien, bzw. Archetypen beziehen." (Grundwerk IV S. 202).

In diesem Sinne redet Jung von einer „Assimilation und Integration Christi in die menschliche Seele". Das, was wir an den Symbolen des Glaubens wahrnehmen, kann sich in unserer inneren Erfahrung wieder abbilden und wiederholen.

Es ist elementare und universale Wahrheit.

„Geboren von der Jungfrau Maria ... gestorben ... auferstanden von den Toten."

In dieser „Menschwerdung Gottes" zeigt sich, wie Gott das Leiden des Menschen an sich selbst erträgt und wie er dieses Leiden in sein eigenes Werden mit aufnimmt.

In seiner Schrift „Antwort auf Hiob" beschreibt Jung, wie Hiob Gott als in sich widersprüchlich erfährt, wie er ihm dies als Vorwurf entgegenschleudert und damit Gott selbst zur Bewußtheit seiner eigenen inneren Antinomie bringt.

Das Kreuz ist dann die „Antwort auf Hiob", weil Gott seine dunkle Seite nicht mehr unbewußt ausspielt, sondern sie im Leiden des Sohnes an sich selbst wahrnimmt und erträgt.

Damit wird auch unsere Todes- und Leidenserfahrung in das Gottesgeschehen, das wir in der Seele als heilende Kraft empfangen, integriert.

Das ist übrigens der Grund, warum Paulus und Luther so radikal an ihrem „Allein durch den Glauben", „ohne die Werke" der Ratio, des Gesetzes, der kirchlichen Methoden festhielten.

Die spirituelle Kraft, die Verwandlung der Trauer in Trost geschieht gerade nicht durch Methoden, Appelle und rationale Argumente. Sie braucht die Öffnung des Menschen hin zu dem, was wir gerade nicht selber machen, sondern nur empfangen können.

Die Menschwerdung Gottes in Christus wird zum Urbild unserer Menschwerdung, in der sich Trauer in Trost verwandelt.

d) Die Alchemie der Seele: Wenn Trauer stirbt und Trost geboren wird.

Je länger ich mich mit der Gnosis befasse, desto mehr habe ich den Eindruck, daß ihre zahlreichen Mythen nichts anderes darstellen als jene inneren Prozesse, in denen wir aus Bedrängnis, Tod und Angst heraus zu einer inneren Erlösung, zu getrostem Leben finden.

In vielen mythologischen Erzählungen werden sieben bzw. acht Stufen beschrieben, in denen diese Befreiung stattfindet. Diese Stufen sind von uns nicht machbar.

Sie sind nur eine Beschreibung dessen, was sich durch die Kräfte des Geistes von innen her entwickelt.

Ich übertrage nun diese gnostische Stufenleiter auf unseren Weg von der Trauer zum Trost.

Stufe 1: Kraft zum Wachsen. Gemeint ist jene aus der Tiefe kommende Stütze, jener Schub zum „Trotzdem", daß der Trauernde die Kraft findet, seine Trauer zu trauern, in der – häufig unbewußten – Hoffnung, im Gang durch die Tiefe Befreiung zu erfahren.

Stufe 2: Abwehr gegen die dunklen Mächte des Kosmos: Abwehr jener Resignation und Depression, in der die rationale Logik spricht: Es wird nie mehr anders, weil die Finsternis gesiegt hat.

Stufe 3: Befreiung von Begierde: Freiwerden von der Sucht „Ich muß es doch schaffen". Freiwerden von jenem Trugschluß, es muß alles wieder werden, wie es war.

Stufe 4: Befreiung von der Machtsucht: Loslassen der Methoden, die Trauer zu besiegen. Sich eingestehen, daß ich's nicht weiß und nicht „im Griff" habe.

Stufe 5: Befreiung von Trotz und Hektik: „Ich kann mit Gott nichts mehr anfangen und mit der Kirche gleich zweimal nichts. Meine Wut ist ewig und meine Bitterkeit festgelegt. Deshalb kann ich höchstens darüber hinwegleben und mich in Ablenkung erleichtern."

Stufe 6: Befreiung vom Trieb nach Besitz: „Er war mein ein und alles." Wenn ich ihn verliere, ist alles aus.

Stufe 7: Befreiung von listiger Täuschung: Befreiung von falschem Trost. Befreiung vom Trug, „es werde schon bald alles ganz in Ordnung sein". Befreiung von jener Selbsttäuschung: „Mit Jesus brauchst du nicht zu trauern."

Es ist deutlich, wie wir mit jeder Stufe mehr ein Stück falscher Sicherheit, ein Stück von Festhalten-Wollen, ein Stück „Ich muß es schaffen" aufgeben.

Das bedeutet, daß wir in der Praxis den seelischen Bedürfnissen der Trauer nachgeben.

Wenn du weinen mußt, darfst du weinen. Wenn du das Gefühl hast, du willst den Verstorbenen bei dir behalten, dann bleibe in der engen Beziehung zu ihm. Wenn du Wut in dir spürst, dann sage: „Ich bin wütend." Sie verliert so ihre Härte.

Wenn du nicht loslassen kannst, erlaube dir, noch festzuhalten. Wenn Gefühle von Schuld dich bewegen, erlaube sie dir, weil sie bei Gott erlaubt ist. So verlieren sie ihre Schärfe.

Immer wird einer kommen und dich weiterdrängen, dich herausholen wollen, dich auffordern, endlich einen Schritt zu machen.

Die verblüffende Erfahrung ist aber: Wenn du deine Seele bedrängst, lähmst du sie.

Wenn du zuläßt, was sie jetzt braucht, dann schenkt sie dir von innen heraus jene Verwandlung.

Der Gang durch die sieben Stufen, dieser Weg in immer größere Schwachheit, endet in der achten Stufe mit der Befreiung zum göttlichen Leben.

Das könnte dem entsprechen, was wir in der Osternacht feiern.

Carl Gustav Jung sagt dazu: „Eben gerade im äußersten und bedrohlichsten Konflikt erfährt der Christ die Erlösung zur Göttlichkeit, sofern er daran nicht zerbricht, sondern indem er die Last, ein Gezeichneter zu sein, auf sich nimmt. So und einzig auf diese Weise verwirklicht sich in ihm die Imago Dei, die Menschwerdung Gottes." (Grundwerk 4, S. 257).

Tertullian (160 n. Chr. – 220 n. Chr.), frühchristlicher Theologe in Karthago schreibt in seinem Buch „De testimonio animae" von der Seele: „Erfühle die, die ja dein Fühlen bewirkt: Bedenke von ihr, daß sie bei die Zukunft andeutenden Ereignissen deine Seherin, bei Vorzeichen deine Deuterin und bei Ergebnissen deine Schützerin ist. Wie wunderbar, wenn die von Gott Gegebene dem Menschen weissagen kann. Noch wunderbarer, wenn sie ihn, von dem sie gegeben wurde (Gott), erkennt." (C. G. Jung, Grundwerk 4, S. 203).

Martin Klumpp

Zum Ausklang

Atme in mir, Du Heiliger Geist,
daß ich Heiliges denke.
Dränge mich, Du Heiliger Geist,
daß ich Heiliges tue.
Locke mich, Du Heiliger Geist,
daß ich Heiliger Geist liebe,
stärke mich, Du Heiliger Geist,
daß ich Heiliges hüte.

Augustinus

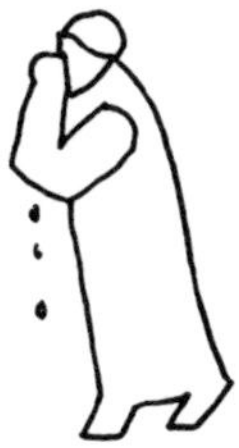

Die Autoren

Petrus Ceelen, Seelsorger für HIV-Infizierte und Aids-Kranke, Stuttgart.
Lis Bickel, Künstlerin und Therapeutin, Stuttgart.
Matthias Brefin, Spitalseelsorger in Liestal bei Basel, Schweiz.
Inger Hermann, Religionslehrerin und freie Hospizmitarbeiterin, Stuttgart.
Dieter Hornemann, Pfarrer der Christengemeinschaft, Stuttgart.
Martin Klumpp, Dekan und Seelsorger, Stuttgart.
Ulrich Schlechtinger, Sozialarbeiter, Bad Liebenzell.
Reinhard Tausch, Dipl.-Psychologe, Stuttgart.
Daniela Tausch-Flammer, Dipl.-Psychologin, Stuttgart.

Sterbebegleitung

Michael Kearney
Schritte in ein ungewisses Land
Seelischer Schmerz, Tod und Heilung
- Geschichten und Erfahrungen
Vorwort von Cicely Saunders
192 Seiten, Klappenbroschur
ISBN 3-451-26293-2

Stephen Levine
Sich öffnen ins Leben
Begegnungen mit Schwerkranken und Sterbenden. Wie wir behutsam begleiten können
256 Seiten, Klappenbroschur
ISBN 3-451-26134-0

Richard Lamerton
Sterbenden Freund sein
Helfen in der letzten Lebensphase
Vorwort von Paul Türks
Band 4004

Daniela Tausch-Flammer
Sterbenden nahe sein
Was können wir noch tun?
Band 4508

Cicely Saunders
Hospiz und Begleitung im Schmerz
Wie wir sinnlose Apparatemedizin und einsames Sterben vermeiden können
Band 4213

HERDER